Baby LED Weaning

-

150 schmackhafte BLW Rezepte

Das Kochbuch für eine gesunde Familie. Der schnelle und einfache Umstieg auf breifreie Kost.

Christine Rosenstein

1. Auflage

2021

Inhaltsverzeichnis

Einleitung

„Mmmmh, ist das lecker!“ – in dem ersten Moment, in welchem Ihnen die Worte aus dem Mund fallen, sind Sie begeistert davon, wie gut Sie sich selbst etwas vormachen können. Denn weder die Farbe noch die Konsistenz des Breis wirkt auf irgendeine Art und Weise einladend auf Sie. In der Tat sind Sie in dem Moment darauf schon deutlich weniger begeistert und auch der anfängliche Enthusiasmus lässt zu wünschen übrig. Das Wasser, welches Ihnen sonst immer im Mund zusammenläuft, wenn Sie etwas Leckeres und Ansprechendes sehen, scheint durch ein defektes Rohr zu laufen, denn Sie verspüren absolut keine Lust auf den Mix aus verschiedenen Gemüsesorten.

Während Sie versuchen Ihr Baby davon zu überzeugen, dass der Brei auf dem Löffel in seinem Geschmack mindestens genauso lecker ist, wie das Essen in einem 5-Sterne-Restaurant, heben Sie den Löffel in die Höhe, als seien Sie ein Gewichtheber im Fitnessstudio und lassen ihn in die Richtung des verschlossenen Mundes Ihres Babys fliegen.

„Mach den Mund auf – da kommt das Flugzeug!“ versuchen Sie es erneut. So, wie es aussieht, scheinen die Fluglotsen Sie jedoch zu dem falschen Flughafen geleitet zu haben, denn der Mund Ihres Babys bleibt weiterhin dicht verschlossen. Wenn Sie Gedanken lesen könnten, würden Sie mit Sicherheit hören „Wenn es so lecker schmeckt, warum isst du dann nicht selbst den Brei?“. Eins zu null für Ihr Baby.

Gut, dann spielen Sie mit und schieben sich den Löffel zögerlich in den Mund. Verdattert nehmen Sie das Breiglas in die Hand, um nachzulesen, was Sie nun genau aus dem Brei rausschmecken können sollen. Karotte und Kartoffel – interessant. Das Einzige, was Sie schmecken können, ist der Geschmack von Karton. Nicht, dass Sie je in einen Umzugskarton gebissen hätten, doch in etwa so stellen Sie sich den Geschmack vor.

Eigentlich wissen Sie, dass das Schlachtfeld um Sie herum (der Brei klebt an den Wänden und in Ihren Haaren, ihr Baby ist von oben bis unten eingeschmiert und auf dem Boden sieht es aus, als wäre eine Bombe explodiert) Waterloo sein könnte und Sie in Napoleons Haut stecken. Geben Sie auf oder wollen Sie bis zum bitteren Ende kämpfen?

Sie sind noch nicht bereit dazu, die weiße Fahne zu hissen und aus diesem Grund starten Sie einen letzten Versuch. Sie tauchen den Löffel erneut in das Gläschen, während in Ihren Kopf das Lied „Auf in den Kampf Torero…“ summt, heben Ihren Arm, holen aus und starten erneut: „Hier kommt das Flugzeug.“ der skeptische Blick in den Augen Ihres Babys veranlasst Sie nun dazu die Fitnessübung mit einem Brummgeräusch zu untermalen. Mit diesem wollen Sie das Flugzeug simulieren. Ihr Baby fällt jedoch nicht darauf rein und hält seinen Mund weiterhin geschlossen, sodass das Flugzeug erneut auf einen geschlossenen Landeplatz zusteuert.

Vielleicht sollten Sie einfach die weiße Fahne hissen und aufgeben. Wie ging noch einmal der bekannte ABBA-Song?

„Waterloo – I was defeated, you won the war..." Ihr Baby hat gewonnen und Sie haben verloren. Wobei – haben Sie das wirklich? Haben Sie wirklich verloren, wenn Ihr Baby lieber am Geschmack erkennen möchte, was es isst und sich gerne direkt mit vom Familientisch bedienen möchte? Sind Sie wirklich in der Rolle des Verlierers, wenn Sie nicht mehr Stunden Ihres Lebens damit verbringen müssen, Ihr Baby zum Essen des Erbsen-Pastinaken-Breis zu animieren? Klar – der Erbsen-Gurken-Brei, welchen Ihnen Ihr Baby mit voller Wucht aus seinem Mund in Ihr Gesicht gespuckt hat, könnte auch gut als Gesichtsmaske fungieren, doch für glatte und reine Haut können Sie auch einfach eine Gesichtsmaske im Drogeriemarkt kaufen – oder Sie sparen sich einfach den Stress und lassen das Baby mit von dem Familientisch mitessen.

BLW – das breifreie Heranführen an die feste Kost bringt nicht nur für Ihr Baby, sondern auch für Sie viele Vorteile mit sich, von welchen Sie profitieren können.
Auf Brei zu verzichten heißt nicht, dass Sie Ihrem Baby Pommes rot-weiß in die Hand drücken, es vor den Fernseher setzen und darauf warten, dass irgendwann die Frage „Haben wir noch ein Bier?" aus seinem Mund kommt, sondern BLW bedeutet, dass Ihr Baby auf gesunde, spannende und spaßige Art und Weise an das Essen herangeführt wird – davon profitiert nicht nur das Baby, sondern die ganze Familie kann in den Genuss der vielen Vorteile des Baby Led Weanings kommen.

Was ist BLW?

Bei BLW handelt es sich um eine sehr bekannte und vor allem eine immer mehr an Beliebtheit gewinnende Methode, auf welche Eltern zurückgreifen, um ihre Babys und Kleinkinder an die feste Kost heranzuführen.

BLW ist dabei die Abkürzung für „Baby Led Weaning", was so viel bedeutet, wie dass das Baby das Tempo bestimmt und somit selbst entscheidet, was es vom Familientisch mitessen möchte und, wann es aufhört zu stillen oder die Milchnahrung zu sich zu nehmen.

Allgemein wird davon ausgegangen, dass ein Baby nach dem sechsten Lebensmonat bereit dazu ist, die Milchnahrung nach und nach durch andere Nahrung zu ersetzen. Diese Nahrung muss allerdings nicht immer der Brei sein, sondern immer mehr Eltern entscheiden sich dafür, das Baby direkt von dem Familientisch mitessen zu lassen. Denn, das ist nicht nur für das Baby spannender und auch leckerer, sondern auch für Sie deutlich einfacher und entspannter.

Natürlich ist es in dem Rahmen des BLW wichtig, dem Baby einen Rahmen zu geben, doch im Grunde genommen können Sie darauf vertrauen, dass Ihr Baby weiß, was es braucht und in welchem Tempo es vorangehen möchte.

Vertrauen Sie darauf, dass Ihr Baby sein Tempo findet und sich nach und nach an die feste Nahrung gewöhnt. Aus diesem Grund ist es in dem Bezug auf BLW wichtig, die Milchnahrung nicht ersetzen zu wollen, sondern Ihrem Baby schlicht und ergreifend all die leckeren Alternativen aufzuzeigen, welche es genießen kann, wenn es sich vorher nicht den Bauch mit Milch vollschlägt.

Es gibt einen schönen Spruch, welcher besagt, dass man nicht mit Zwang versuchen sollte, Gewohnheiten abzulegen, sondern alte Gewohnheiten nach und nach durch neue Gewohnheiten ersetzen sollte. Genauso ist es mit der Nahrung und Ihrem Baby. Je mehr Sie sich selbst und auch Ihr Baby unter Druck setzen, um es von der Milch wegzubekommen, umso mehr wird Ihr Baby protestieren und nichts oder nur wenig essen. Wenn Sie Ihrem Baby allerdings zeigen, wie spaßig, lecker und spannend „essen" sein kann, wird es nach und nach von alleine aufhören, die Milch zu trinken und früher oder später seinen Nährstoffbedarf rein über das Essen decken, welches es am Familientisch mitisst.

Obwohl sich BLW einer sehr großen Beliebtheit unter den Eltern und auch unter den Babys erfreut, welche sich nach Lust und Laune vom Tisch bedienen können, gibt es durchaus einige Dinge, welche in dem Bezug auf diese Methode beachtet werden sollten. Aus diesem Grund ist es durchaus sinnvoll, sich im Voraus mit BLW zu beschäftigen und auseinanderzusetzen, bevor sich das Baby am Morgenkaffee oder an der Sahnetorte bedient... Ausnahmen dürfen zwar durchaus sein, doch Sie sollten immer bedenken, dass das Essverhalten Ihres Babys seinen späteren Geschmack und somit auch sein späteres Essverhalten enorm prägt. Isst Ihr Baby also direkt von dem Familientisch mit, ist es wichtig, dass Sie auf eine gesunde und ausgewogene Ernährung achten – ein Aspekt, welcher nicht nur Ihrem Baby, sondern auch Ihnen und Ihrer gesamten Familie viele Vorteile beschert.

Worauf muss bei BLW geachtet werden?

Die erste und vor allem die wichtigste Regel, welche Sie in dem Bezug auf BLW beachten sollten ist, dass nicht jedes Baby für BLW zu begeistern ist. Genauso, wie es einige Breiverweigerer gibt, gibt es auch einige Babys, welche nicht von dem Familientisch mitessen wollen.

Zwingen Sie ihr Baby nicht und verteufeln Sie vor allem die Breinahrung nicht. Manche Eltern wenden auch eine Mischung aus BLW und Breinahrung an – in diesem Fall isst das Kind etwas Brei, kann aber trotzdem vom Familientisch mitessen.

Es gibt nicht den einzigen richtigen Weg, sondern es gibt viele unterschiedliche Wege, um Ihr Kind an das Essen zu gewöhnen. Das ist das Erste und Wichtigste, was Sie in dem Bezug auf BLW beachten sollten. Ihr Baby kann von der Methode begeistert sein, muss es aber nicht. Behalten Sie das immer im Hinterkopf und verfallen Sie nicht in Panik, wenn Ihr Baby an einem Tag viel und am nächsten Tag gar nichts isst.

Vertrauen Sie auf Ihr Baby

Ihr Baby holt sich, was es braucht – selbst, wenn es noch gestillt wird, bekommt es, was es braucht. Zwar ist es durchaus richtig, dass der Bedarf an Nährstoffen nach dem sechsten Lebensmonat rasant ansteigt, doch auch dieser Bedarf kann, zumindest in großen Teilen, weiterhin über die Aufnahme der Muttermilch oder der Flaschennahrung gedeckt werden. Denn die Muttermilch verwandelt sich nicht, wie es im Volksmund weiterhin gerne verbreitet wird, pünktlich nach der Vollendung des 6. Lebensmonats Ihres Babys zu Wasser, sondern versorgt Ihr Baby weiterhin mit vielen wichtigen Nährstoffen.

So deckt die Muttermilch auch nach der Vollendung des sechsten Lebensmonats Ihres Babys weiterhin:
Um die 43 Prozent des Protein-Bedarfs.
Um die 60 Prozent des Vitamin-C-Bedarfs.
Um die 75 Prozent des Vitamin-A-Bedarfs.
Um die 76 Prozent des Folat-Bedarfs.
Um die 94 Prozent des B12-Bedarfs.
Wie Sie also sehen können, deckt die Muttermilch den Bedarf, bis auf den Bedarf nach Proteinen, über die Hälfte oder sogar zu zwei Dritteln.

Gehen Sie also gelassen und ohne Hektik, Druck und Stress an die breifreie Heranführung an das Essen heran und geben Sie Ihrem Baby die Zeit, die es braucht, um vom Familientisch mitessen zu können.

Bieten Sie die Milch immer an

Ebenfalls äußerst wichtig für das Wohl Ihres Babys und für einen stressfreien Ablauf der BLW-Methode ist die Tatsache, dass Ihr Baby die Gewissheit darüber hat, immer auf die Milch zurückgreifen zu können, wenn es diese trinken möchte.

Ihr Baby sollte auf keinen Fall den Eindruck bekommen, dass die Milch, von welcher es sich seit dem ersten Tag seines Lebens ernährt, durch die Nahrung ersetzt werden soll. Achten Sie darauf, dass Ihr Baby weiß, dass ihm die Milch zur Verfügung steht und es zu jeder Zeit auf diese zurückgreifen kann.

Am besten bieten Sie Ihrem Baby aus diesem Grund von sich heraus die Milch an, bevor oder nachdem es gegessen hat. Finden Sie selbst heraus, welcher Rhythmus besser für Sie und für Ihr Baby passt – erst Milch, dann Essen oder erst Essen und dann Milch.

Mit dem Essen spielt man nicht – oder etwa doch?

Seien Sie sich bewusst darüber, dass BLW nicht nur Essen bedeutet. BLW bedeutet die unterschiedlichen Lebensmittel kennenzulernen und zu entdecken. Ihr Baby lernt nicht nur durch den Geschmackssinn, sondern unter anderem auch über den Tastsinn.

Wie sagt man so schön? Übung macht den Meister! Ihr Baby weiß nicht, was passiert, wenn es die Möhre in das Wasserglas schmeißt – kann sie schwimmen oder muss ihr der Blumenkohl zu Hilfe eilen? Probieren wir es mal aus! Und so kommt es, dass das Wasserglas zum Hexenkessel mutiert und sich der Esstisch in ein Chemielabor verwandelt. Ihr Kind probiert sich und die Lebensmittel aus. Es versucht herauszufinden, was passiert, wenn der Spinat mit Schwung gegen die Tapete geworfen wird und, wie Mama und Papa wohl reagieren, wenn die Kartoffeln wie eine Bowlingkugel über den Tisch fliegen und im

Gurkensalat landet – nun ja Gurken und Kartoffeln sind an und für sich keine schlechte Kombination.

Spaß beiseite – Babys und Kleinkinder lernen mit all ihren Sinnen. Ihr Baby kennt die Lebensmittel noch nicht und möchte sie gerne kennenlernen. Es vertraut nicht nur oberflächlich darauf, dass das Essen lecker schmeckt, sondern es will alles, was es in den Mund nimmt, umfangreich entdecken. So wird Essen gedrückt, gematscht, gemischt und geworfen.

Sicherlich müssen Sie nicht dabei zusehen, wie in Ihren eigenen vier Wänden die Anarchie regiert, doch es ist durchaus wichtig, dass Sie mit einer gewissen Gelassenheit an die breifreie Entwöhnung der Milch und Gewöhnung an das Essen herangehen. Am besten bereiten Sie Fingerfood zu, welches Ihr Baby ohne Probleme in die Hand nehmen und nach einer haargenauen Inspizierung genießen kann.

Sie müssen sich sicher sein!

Kennen Sie das Gefühl der Unsicherheit, welches sich ausbreitet, wenn Sie sich einer Angelegenheit nicht vollkommen sicher sind? Kennen Sie das unwohle Gefühl, welches sich in Ihrer Bauchgegend – um genau zu sein: in der Höhe der Magengrube – ausbreitet?

In diesen Momenten wünschen Sie sich einen festen Anker, an welchem Sie sich festhalten können und, welcher Ihnen versichert, dass alles in Ordnung ist.

Für Ihr Baby bedeutet die Aufnahme fester Nahrung eine vollkommen neue Erfahrung. Zwar hat es mit Sicherheit bereits die Krümel des Burgers auf seinem Kopf gespürt, wenn Sie gegessen haben, während Sie Ihr Baby stillten und bestimmt hat Ihr Baby Sie öfter beim Naschen beobachtet, doch eine wirkliche Erfahrung hat es bislang noch nicht mit Essen gemacht.

Wenn Sie es so sehen wollen, werfen Sie Ihr Baby in kaltes Wasser, in welchem es lernen muss, zu schwimmen. Das kann es allerdings nur, wenn es darauf vertrauen kann, zu jeder Zeit zurück auf das Rettungsboot gelangen zu können.

Hat das Rettungsboot allerdings ein Loch – sind Sie sich also unsicher bezüglich der BLW-Methode und strahlen diese Unsicherheit aus – fühlt sich Ihr Baby nicht sicher. Babys sind Gefühlsmagneten und merken sofort, wie es Ihnen geht und, ob Sie guter Dinge sind.

Seien Sie sich also vollkommen sicher bezüglich der BLW-Methode und strahlen diese Sicherheit aus. Laufen Sie nicht Gefahr Ihre Unsicherheit auf Ihr Baby zu übertragen. Denn, sobald die Unsicherheit mit ins Boot kommt, wird Ihr Baby unsicher und nervös, sodass die Gefahr des Verschluckens deutlich ansteigt.

Damit Sie sich etwas beruhigter fühlen und gelassen mit Ihrem Baby am Tisch sitzen können, während sich dieses am Familientisch bedient, können Sie im Voraus an einem speziellen Erste-Hilfe-Kurs für Babys und Kleinkinder teilnehmen. Im Zweifelsfall wissen Sie somit direkt, wie Sie agieren müssen, um dem Baby zu helfen.

Derartige Erste-Hilfe-Kurse werden in der Regel über die Krankenkasse oder das Rote Kreuz vermittelt. Suchen Sie einfach im Internet nach einem Erste-Hilfe-Kurs für Kinder und Babys in Ihrer Nähe und fühlen Sie sich somit deutlich sicherer, was das BLW-Konzept angeht.

Die Erfüllung der Anzeichen

Bevor Sie Ihr Baby an die Lebensmittel heranführen und es vom Familientisch mitessen lassen, ist es wichtig, dass Sie absolut sicherstellen, dass Ihr Baby bereit dazu ist, alleine zu essen. Dass dies der Fall ist, erkennen Sie an einigen bestimmten Anzeichen, welche in einem Abschnitt weiter unten etwas genauer und detaillierter behandelt werden.

Erfüllt Ihr Baby die Anzeichen noch nicht, sollten Sie es auf keinen Fall drängen. Jedes Baby und jedes Kind hat sein eigenes Tempo. Während sich einige Babys möglicherweise etwas früher für das Essen interessieren, brauchen einige Kinder etwas mehr Zeit, um bereit für die Nahrungsaufnahme zu sein – sofern es sich bei dieser nicht um Milch handelt.

Der Salzgehalt in den Speisen

Salz ist in vielen Fertiggerichten in großen Mengen enthalten, weshalb Sie auch so gut wie nie auf diese Speisen zurückgreifen sollten, wenn es um die Ernährung Ihres Babys geht. – Ganz davon abgesehen, dass diese Fertiggerichte auf dem gesunden und ausgewogenen Speiseplan für Ihr Baby nichts zu suchen haben.

Kochen Sie aus diesem Grund salzfrei oder nur sehr salzarm und behalten Sie dabei im Hinterkopf, dass ein Kind unter einem Jahr nur einen Gramm Kochsalz täglich zu sich nehmen soll.

Interessant und spannend zu wissen ist in diesem Zusammenhang, dass in der Muttermilch bereits Natrium enthalten ist. Um genau zu sein beläuft sich der Natriumgehalt in der Muttermilch auf 45 mg pro 100 Gramm Muttermilch.

Die Vorteile des BLW

Dass sich immer mehr Eltern für die Methode der breifreien Kost entscheiden, liegt an der Tatsache, dass BLW sehr viele Vorteile mit sich bringt, von welchen nicht nur Ihr Baby, sondern auch Sie als Elternteil profitieren können.

Freiwillig Essen

Kennen Sie das? Sie sind gestresst, haben keine Zeit für sich selbst und wissen nicht mehr, wo Ihnen der Kopf steht und das Einzige, was Sie in diesem Moment tun können ist essen?

Nicht nur Erwachsene, sondern auch Babys haben Phasen und Momente in ihrem Leben, in welchen sie den ganzen Tag nur essen können. Der Unterschied besteht darin, dass sich Babys erstens nicht dafür interessieren, was andere Menschen über ihr Essverhalten zu sagen haben und zweitens durch Wachstumsschübe entschuldigt werden.

Wie es Phasen und Tage im Leben eines erwachsenen Menschen und eines Babys gibt, in welchen am laufenden Band gegessen werden könnte, gibt es auch Zeiten, zu welchen man einfach keinen großen Hunger hat und somit nichts essen möchte.

Wenn man keinen Hunger hat ist das Schlimmste, was passieren, kann, zum Essen gezwungen zu werden. Ihr Baby ist keine Uhr und der Magen öffnet seine Türen nicht immer pünktlich um 12 Uhr mittags. Wer hat überhaupt festgelegt, dass 12 Uhr mittags die richtige Zeit zum Essen ist?

Wussten Sie, dass für einen gesunden Körper das intuitive Essen wichtig ist? Der menschliche Körper sendet Ihnen viele unterschiedliche und wichtige Zeichen – unter Ihnen auch die Zeichen dafür, dass er Hunger hat und gerne etwas essen möchte. Viele Menschen verlernen diese Zeichen und Signale und essen aus diesem Grund nicht intuitiv, sondern nach einem Schema. Bei Babys ist das anders – Babys hören auf ihren Körper und sind somit dafür gemacht, intuitiv zu essen.

Folglich ist es für sie auch so wertvoll mit am Familientisch essen und sich nach Lust und Laune bedienen zu können. Hat das Baby Hunger, kann es sich bedienen und, wenn es gerade nichts essen mag, isst es einfach nichts oder später.

Freiwillig und ohne Zwang zu essen ist für Ihr Baby eine wichtige Voraussetzung, um später ein gutes und vor allem gesundes Verhältnis zum Essen entwickeln zu können.

Bedenken Sie dabei auch immer, dass die Lebensmittel als Brei ein sehr viel geringeres Volumen aufweisen, als dies der Fall ist, wenn sie sie in ihrem natürlichen Zustand essen.

Vielleicht ist es Ihnen schon einmal aufgefallen, doch es ist deutlich einfacher ein Glas Apfelmus zu essen, als 5 Äpfel – obwohl in dem Glas Apfelmus deutlich mehr als 5 Äpfel stecken.

Babys, welche mit Brei gefüttert werden, essen somit automatisch mehr. Zudem neigt man beim Füttern dazu, das Baby zu schnell mit zu viel Brei zu füttern. Das bedeutet nicht, dass Babys in diesem Fall ein gestörtes Verhältnis zum Essen entwickeln, doch durch die BLW-Methode müssen sie nicht nur passiv den Mund aufmachen und das Essen ohne zu Kauen herunterschlucken, sondern sie bestimmen selbst die Menge und kauen das Essen, bevor sie es herunterschlucken.

In diesem Zusammenhang spielt auch das Einsetzen des natürlichen Sättigungsgefühls eine große Rolle. Das Sättigungsgefühl kann sehr viel besser von Ihrem Baby kennengelernt und entdeckt werden, wenn es die Lebensmittel in dem jeweiligen natürlichen Volumen zu sich nimmt, als wenn viele Lebensmittel mit großem Volumen zu einem Brei verarbeitet werden.

Entwickelt Ihr Baby kein natürliches Sättigungsgefühl, birgt dies die Gefahr mit sich, dass es zu einem späteren Zeitpunkt in seinem Leben mit Übergewicht zu kämpfen haben könnte. Natürlich ist das kein Muss, doch das Risiko dafür ist schlicht und ergreifend größer.

Die Prägung des Geschmacks

Die Lebensmittel, welche Ihr Baby in den ersten beiden Jahren seines Lebens zu sich nimmt, haben einen sehr großen Einfluss auf den späteren Geschmack Ihres Kindes.

Es ist somit wichtig besonders in den ersten beiden Lebensjahren Ihres Babys darauf zu achten, was es zu sich nimmt.

Die breifreie Methode bietet Babys eine gute Möglichkeit, so viele unterschiedliche Geschmacksrichtungen und Lebensmittel wie möglich kennenzulernen. So können sie nicht nur herausfinden, was Ihnen schmeckt und, was Ihnen nicht schmeckt, sondern Sie können mit dem richtigen Angebot an gesunden und umfangreichen Lebensmitteln und Gerichten Ihre Geschmacksnerven auf eine gesunde Ernährung einstellen.

Das heißt nun nicht, dass Ihr Baby mit BLW immun gegenüber Zucker wird und niemals Lust auf Süßigkeiten verspüren wird. Natürlich wird auch Ihr Kind nach Naschereien fragen, doch sie lernen mit der breifreien Methode, dass Zucker und auch andere Dinge, wie Chips und anderes Fast-Food kein Bestandteil der täglichen Ernährung sind, sondern die Ausnahme darstellen.

Gemeinsame Familienzeit

Oft fehlt es den Familien in der heutigen Zeit an gemeinsamer Zeit. Viel zu selten sitzen alle gemeinsam am Tisch und verbringen schlicht und ergreifend Zeit miteinander.

Es ist nicht einfach den Alltag, den Haushalt, möglicherweise die Arbeit, die Erziehung und ab dem 6. Monat des Babys auch die Ernährung Ihres Kindes unter einen Hut zu bekommen, sodass es umso wichtiger für Sie und für das Familienleben ist, gemeinsam am Tisch zu sitzen und die Nahrung zu sich nehmen zu können.

Mit der breifreien Methode können Sie sich gemeinsam mit dem Baby an den Familientisch setzen und dem Baby bereits von klein auf zeigen, wie schön es ist, gemeinsam am Tisch zu sitzen, zu essen und die Zeit miteinander zu verbringen.

Die Nahrungsaufnahme gilt nicht nur der Sättigung des Hungergefühls, sondern während Sie gemeinsam mit Ihrer Familie am Tisch sitzen, unterhalten Sie sich und tauschen sich aus. Somit ist die Nahrungsaufnahme eine soziale Angelegenheit geworden, bei welcher Ihr Baby durch das Mitessen vom Familientisch direkt vom Anfang an dabei sein kann.

Achten Sie einmal auf das Verhalten Ihres Babys, wenn es gemeinsam mit Ihnen am Tisch sitzt und an der Nahrungsaufnahme teilnimmt. Beobachten Sie die großen Augen, den interessierten Blick und hören Sie ihm bei dem Versuch auf seine eigene Art und Weise mit an Gesprächen teilzunehmen zu. Durch das gemeinsame Essen am Familientisch entsteht ein sehr viel besseres Gefühl des Zusammenhaltes in der Familie.

Essen muss nicht nur schmecken, sondern auch Spaß machen!

Es scheint ein rein natürlicher Mechanismus zu sein – der Magen knurrt, er wird mit Essen gefüllt und hört auf zu knurren. Allerdings muss in diesem Zusammenhang festgehalten werden, dass es sich bei der Nahrungsaufnahme um sehr viel mehr als das reine Essen handelt.

Essen muss nicht einfach nur sättigen, sondern Nahrung sollte Spaß machen und schmecken.

Babys und Kleinkinder, aber auch größere Kinder sind allesamt Entdecker, Chemiker, Physiker – Sie haben einen kleinen Wissenschaftler bei sich zu Hause sitzen, welcher nur darauf wartet, seine Umwelt zu entdecken und kennenzulernen.

Das Essen spielt eine wichtige und fundamentale Rolle in Ihrem Alltag und wird auch schnell einen großen Bestandteil des Alltags Ihres Kindes einnehmen. Im Gegensatz zu Ihnen, ist Ihr Baby ständig in Bewegung und braucht somit viel Energie, welche es sich in der Form von Nahrung holt.

Umso wichtiger ist es demnach, dass Ihr Baby Spaß am Essen hat und Sie es zulassen, dass es die Nahrung spielerisch und im Experiment kennenlernt.

Verbannen Sie den Satz „Mit Essen spielt man nicht", welcher sich in Ihren Kopf gebrannt hat und erlauben Sie Ihrem Kind, die Lebensmittel kennenzulernen. Dazu gehören unter anderem Mantschen, Mixen und Quetschen.

Die Sicherheit während des Essens

Sehr viele Menschen stehen der BLW-Methode noch recht kritisch gegenüber. Über viele Jahrzehnte hinweg wurden Babys mit Brei von der Milch entwöhnt und langsam an die feste Nahrung gewöhnt. Mit BLW überspringen Sie den Schritt mit dem Brei und gehen direkt in die nächste Phase über. Selbst, wenn Ihr Baby noch keine Zähne hat, kann es vom Familientisch mitessen.

Viele Menschen sehen genau diese Tatsache als großes Risiko an und fühlen sich demnach unsicher, wenn es um die breifrei-Methode geht. Vor allem, wenn das Baby noch keine Zähne hat, haben viele Menschen Angst davor, dass sich der kleine Mensch an dem Essen verschlucken könnte.

Interessant und auf den ersten Blick etwas paradox ist demnach auch der Umstand, dass in dem Rahmen unterschiedlicher Studien festgestellt werden konnte, dass die breifrei-Methode dieser allseits gefürchteten Gefahr des Verschluckens, vorbeugt.

Das ist darauf zurückzuführen, dass die Zungenmuskulatur durch die Kaubewegungen und das Essen der festen Nahrung trainiert wird und Ihr Baby somit sicher essen kann.

Eine Tatsache, welche Sie dabei beruhigen kann, ist der Würgereflex, welcher bei Babys und Kleinkindern sehr viel früher einsetzt, als bei Erwachsenen.

Bevor das Essen in die Luftröhre gelangen und sich das Baby daran verschlucken kann, setzt der Würgereflex ein. Dieser sitzt bei Ihrem Baby sehr weit oben, sodass die Gefahr des Verschluckens recht gering ist.

Die Tatsache, dass Ihr Baby zum Beginn der Heranführung an die breifreie Kost noch keine oder nur wenige Zähne hat, schließt ein sicheres Essen ebenfalls nicht aus. Die Muskulatur unter dem Zahnfleisch ist so stark, dass die Nahrung ohne Probleme zerkleinert und gekaut werden kann.

Die Motorik und die Hand-Mund-Koordination

Mund auf, Mund zu, Schlucken. Mund auf, Mund zu, Schlucken – es ist einfach und wiederholt sich immer und immer wieder. Ihr Baby macht den Mund auf, lässt sich von Ihnen Füttern, muss nicht einmal kauen und kann den Brei dann herunterschlucken. Wenn man einmal genauer darüber nachdenkt, ist das eine recht passive Form der Nahrungsaufnahme.

Sehr viel interaktiver und fördernder für die Motorik, sowie die Hand-Mund-Koordination ist die breifreie Methode.

Während Babys, welche Brei zu sich nehmen, in der Regel gefüttert werden und somit nicht viel machen müssen, greifen Babys, die am Familientisch mitessen, selbst nach dem Essen, müssen dieses in den Händen halten und dann sicher zum Mund führen, um es essen zu können.

Das ist eine sehr gute Übung für die Motorik und die Koordination zwischen Hand und Mund. Am Anfang werden Sie so noch beobachten können, wie die Möhre knapp den

Mund verfehlt und hinter dem Ohr landet, ihr Baby von Tag zu Tag jedoch immer zielsicherer wird.

Die Sprachentwicklung

Wie schon gesagt, handelt es sich beim Essen um eine gesellige Angelegenheit und Ihr Baby bekommt viel von den Gesprächen mit, welche am Familientisch stattfinden.

Durch das Aufmerksame zuhören und auch schlicht und ergreifend durch das Beobachten, wird Ihr Baby unbewusst dazu animiert, ebenfalls an den Gesprächen teilzunehmen und sich auszudrücken.

Es kommt somit auch dazu, dass Babys, welche mit am Familientisch sitzen und die Nahrung gemeinsam mit ihrer Familie aufnehmen, in der Regel deutlich schneller sprechen, als Babys, welche mit Brei gefüttert werden.

Sicherlich ist es richtig, dass Ihr Baby Sie auch außerhalb der Essenszeiten Reden hören kann, doch in dem Bezug auf die Sprachentwicklung bringt BLW einen weiteren wichtigen Vorteil mit sich.

Während Babys Brei nicht kauen müssen, bevor sie ihn herunterschlucken, wird die Zungenmuskulatur bei dem Versuch „echte“ Lebensmittel zu zerdrücken, bevor sie heruntergeschluckt werden können, trainiert.

Eine gestärkte Zungenmuskulatur spielt nicht nur in dem Bezug auf die sichere Nahrungsaufnahme eine große Rolle, sondern ist auch für die Entwicklung der Sprache äußerst fundamental.

Die Förderung der Selbstständigkeit und des Selbstbewusstseins

„Ich kann das schon alleine!“ ist ein Satz, welchen Sie mit Sicherheit noch oft genug zu hören bekommen werden, wenn Ihr Kind erst einmal sprechen gelernt hat und mit Wörtern umgehen kann.

Doch, auch wenn ihr Baby es vielleicht noch nicht in Worten ausdrücken kann, können Sie diesen Satz in seinen Augen lesen. Mit einem konzentrierten und zielgerichteten Blick, schaut es Ihnen in die Augen und zeigt Ihnen somit, dass es vollkommen alleine klarkommt.

Es ist wichtig, dass Sie Ihr Baby in diesem Selbstbewusstsein unterstützten und Ihnen den Rahmen bieten, in welchem es sich sicher und selbstständig bewegen kann. Genau diese Möglichkeit bietet Ihnen die breifreie Kost. Sie schaffen durch die Zubereitung der passenden, gesunden Speisen einen sicheren Rahmen für Ihr Baby, innerhalb welchem es sich selbstständig bewegen kann.

Ihr Baby kann selbstständig nach dem Essen greifen, welches es am meisten anspricht und es dann alleine und ohne Hilfe essen. Was für Sie ein vollkommen normaler, nahezu schon nebensächlicher Vorgang zu sein scheint, bedeutet für Ihr Baby ein sehr großes und wichtiges Gefühl der Selbstständigkeit.

Ihr Baby kann alleine essen und fühlt sich aus diesem Grund nicht nur selbstständig, sondern auch selbstbewusst. Zwei äußerst wichtige Aspekte für das spätere Leben, in welchem

Selbstbewusstsein und Selbstständigkeit eine große und tragende Rolle spielen.

Nachteile und Probleme des BLW

Eltern, welche sich dafür entscheiden, das Baby über die BLW-Methode von der Milch zu entwöhnen, treffen in ihrem Umfeld immer wieder auf Kritik. Das liegt unter anderem an der Tatsache, dass viele Menschen die breifreie Methode mit vielen Nachteilen und Problemen verbinden.

Es ist durchaus richtig, immer beide Seiten der Medaille zu betrachten und sich somit nicht nur rein auf die Vorteile zu fokussieren und sich auch mit den Nachteilen auseinanderzusetzen, dennoch sollte man auch prüfen, inwiefern die Nachteile wirklich Nachteile sind.

Denn, während einige Nachteile und Kritikpunkte durchaus berechtigt sind, gibt es andere Aspekte, von welchen Sie sich nicht verunsichern lassen sollten.

Die Verschluckungsgefahr

Der wohl größte Nachteil, bzw. das wohl größte Problem, welches in dem Zusammenhang mit BLW erwähnt wird, ist die Verschluckungsgefahr. Viele Eltern haben Angst davor, dass sich die Babys an den großen und teilweise auch harten Stücken der Lebensmittel verschlucken könnten.

Oft hat sich das Szenario bereits in Ihren Kopf eingebrannt und Sie stellen sich immer und immer wieder die Szene vor, wie sich Ihr Baby verschluckt. Es ist vollkommen normal, dass Sie diese Angst haben und deshalb vielleicht mit dem Gedanken spielen, lieber auf Brei zurückzugreifen.

Allerdings können Babys auch ohne Zähne gut und sicher essen, da der Kiefer schon bei kleinen Kindern sehr stark ist und das Zahnfleisch eine recht harte Konsistenz aufweist. Somit sind Babys dazu in der Lage auch ohne das Vorhandensein eines einzigen Zahns, Lebensmittel zu kauen.

Interessant zu wissen ist dabei, dass Babys, welche gestillt werden, oft bereits eine sehr gut trainierte Muskulatur haben. Sie müssen die Milch aus der Brust saugen und somit, wenn Sie so wollen, für sie arbeiten. Ihr Baby kennt die Kaubewegungen somit schon, sodass es ihm deutlich einfacher fallen wird, die Lebensmittel zu kauen, bevor sie heruntergeschluckt werden.

Unzureichende Versorgung mit Nährstoffen

Ist Ihr Kind vor dem errechneten Termin zur Welt gekommen? Kam es „zu spät“, oder genau an dem errechneten Datum?

Wenn Ihr Baby zum errechneten Termin zur Welt gekommen ist, ist es Teil der geringen 3 bis 4 Prozent der Babys, welche tatsächlich zu dem Termin auf die Welt kommen, welche der Frauenarzt berechnet hat.

Wieso dies in dem Bezug auf BLW eine wichtige Rolle spielt? – Weil Babys keine Maschinen sind, welche man einstellen kann. Genauso wenig, wie es sich an den errechneten Geburtstermin hält, genauso wenig hört es nach dem sechsten Lebensmonat automatisch auf, sich von Milch zu ernähren, um die festen Lebensmittel zu sich zu nehmen und den Nährstoffbedarf mit ihnen zu decken.

Aus diesem Grund ist ein Problem, welchen viele Menschen in der breifreien Methode sehen, die unzureichende Versorgung des Organismus mit wichtigen Nährstoffen.

Wie schon weiter oben erklärt, erhöht sich der Nährstoffbedarf des Babys nach dem sechsten Lebensmonat und kann nicht mehr zu 100 Prozent von der Muttermilch oder der Pulvernahrung gedeckt werden, doch mit der Zeit wird es immer mehr feste Nahrung zu sich nehmen.

Anfangs mag es vielleicht sein, dass Ihr Baby nicht sonderlich viel isst, dennoch sollten Sie sich keine Sorgen machen. Beobachten Sie Ihr Baby, sehen Sie, wie es ihm geht und lassen ihm die Zeit, die es braucht, um sich an die breifreie Kost zu gewöhnen.

Es ist durchaus richtig, sich mit Kritikpunkten auseinanderzusetzen und sich die Nachteile durch den Kopf gehen zu lassen, allerdings ist es ebenso wichtig, diese genauer zu durchleuchten. Ebenso sollte man sich darüber bewusst sein, dass die BLW-Methode sehr viele Vorteile mit sich bringt und es einige Aspekte gibt, auf welche man schlicht und ergreifend achten sollte.

Diese Nahrungsmittel eignen sich für die breifrei-Methode

Wie schon gesagt bedeutet BLW nicht, dass Sie Ihrem Baby wahllos Fastfood und Süßigkeiten in die Hand drücken und es damit zufriedenstellen – die breifreie Methode basiert auf der Tatsache, dass Sie Ihrem Baby eine gesunde und umfangreiche Ernährung anbieten.

Aus diesem Grund ist es wichtig, dass sich die Ernährung nach BLW gesund gestaltet, wobei auch in diesem Rahmen angemerkt werden sollte, dass sich einige Lebensmittel mehr eignen als andere.

Am besten eignen sich für die breifreie Kost Lebensmittel, wie Obst, Gemüse und gesunde Kohlehydrate und Fette.

Damit Ihr Baby Spaß am Essen hat und sich auch wirklich selbst vom Familientisch bedienen kann, ist es immer ratsam, die einzelnen Lebensmittel in der Form von Fingerfood anzubieten.

So kann sich Ihr Baby nach Herzenslust bedienen und das Essen somit kennen- und genießen lernen.

Auf Ihrem Familientisch sollte sich zu den Mahlzeiten somit unter anderem folgendes Angebot wiederfinden:

- Gemüse- und Obst- Sticks (diese können nach Bedarf auch mit einem leckeren Dip aus Frischkäse, Quark oder auch Joghurt serviert werden)
- Gekochte Kartoffeln
- Leicht vorgegartes Gemüse
- Zuckerfreie Pfannkuchen, Kekse oder Muffins
- Nudeln oder Reis
- Omeletts oder gekochte Eier
- Fleisch (weichgegart, sodass Ihr Baby an diesem saugen und nuckeln kann)

- Wassereis, welches Sie sich ganz einfach aus Muttermilch oder auch aus rein natürlichem Fruchtsaft selbst herstellen können.

Sie müssen zugeben, dass Ihnen das Wasser mit dem Blick auf die Auswahl dieser Nahrungsmittel deutlich mehr im Munde zusammen läuft, als dies der Fall ist, wenn Sie aus den unterschiedlichen Brei-Sorten wählen müssen, welche sich jeweils nur in einer Farbnuance voneinander unterscheiden.

Auch Ihrem Baby werden diese Nahrungsmittel sehr gut schmecken und es kann selbst herausfinden, welche Lebensmittel es lieber mag als andere.

Tipps für BLW

Damit die BLW-Methode sowohl für Sie als auch für Ihr Baby entspannt ist und ein Erfolg wird, können Sie sich an einigen wichtigen und hilfreichen Tipps orientieren.

Die besten Tipps erfahren Sie noch einmal ganz am Ende des Buches.

Essen Sie zu regelmäßigen Zeiten

Es ist richtig, dass Sie Ihrem Baby vertrauen sollen und, dass es ebenso wichtig ist, intuitiv zu essen. Allerdings ist es ebenso wichtig, dass der Darm Ihres Babys, welcher sich erst langsam an die feste Nahrung gewöhnen muss, ab und an etwas erholen muss.

Demnach sollten Sie eine gute Kombination aus Intuition, Hunger und regelmäßigen Zeiten finden. Bieten Sie Ihrem

Baby öfter kleinere Mahlzeiten an, halten sich aber dabei an feste Zeiten. So kann Ihr Baby nach und nach einen gesunden Rhythmus entwickeln, an welchen sich der kleine Darm langsam und sanft gewöhnen kann.

Rituale

Babys und Kleinkinder sind Spießer! Es mag komisch klingen, doch es ist so. Babys brauchen Sicherheit und die Gewissheit, dass ein Tag wie der andere ist. Diese Tatsache schließt nicht aus, dass sie von Natur aus kleine Entdecker sind und es nicht abwarten können ihr Umfeld zu erforschen und kennenzulernen.

Demnach ist es bezüglich des Essens wichtig, Rituale einzuführen, um Ihr Baby darauf vorzubereiten, dass es Essen gibt.

Derartige Rituale können beispielsweise das gemeinsame Waschen der Hände vor dem Essen, das Decken des Tisches oder auch das Saubermachen nach dem Essen, sowie das Zähneputzen nach der Mahlzeit sein. Finden Sie, gemeinsam mit Ihrem Baby die Rituale, welche sich für Sie stimmig anfühlen.

Abwaschbare Unterlage für den Boden

Wenn Sie Ihr Baby alleine vom Familientisch mitessen lassen, kann es durchaus etwas schmutzig werden. Ein Krümel fällt rechts runter und links wird die Gurke aus dem Mund gespuckt, weil sie doch nicht so schmeckt, wie erwartet. Damit Sie am Ende nicht allzu viel Zeit mit dem Putzen verbringen müssen und sich fragen, warum Sie nicht einfach zum Breiglas greifen (wobei auch dort nicht garantiert ist, dass Sie, Ihr Baby und Ihre Wohnung oder Ihr

Haus sauber bleiben), können sie eine abwaschbare Unterlage für den Boden zurückgreifen.

Diese können Sie unter den Stuhl legen, um alles abzufangen, was während des Essens auf den Boden fällt.

Wählen Sie leicht verdaubare Speisen

Da sich der Darm Ihres Babys erst nach und nach an die feste Nahrung gewöhnen muss, sollten Sie vor allem zum Anfang der Einführung der breifreien Kost auf leicht verdaubare Speisen zurückgreifen.

Lassen Sie es beispielsweise bei Hülsenfrüchten langsam angehen und beobachten erst einmal, wie Ihr Baby auf die, als „blähend" bekannten Lebensmittel reagiert, bevor Sie diese in größeren Mengen anbieten.

Bieten Sie Lebensmittel bunt gemischt an

Je bunter und ausgewogener der Speiseplan Ihres Babys aussieht, um so mehr Nährstoffe nimmt Ihr Kind über das Essen auf. Schränken Sie sich aus diesem Grund nicht ein, achten auf gut zugeschnittene Lebensmittel und kochen allgemein gesund, um Ihrem Baby alle Nährstoffe über die breifreie Ernährung zuzuführen, welche es braucht.

Welche Voraussetzungen müssen erfüllt sein?

Wie schon gesagt, hat jedes Baby sein ganz eigenes Tempo. Das trifft nicht nur auf das Essen, sondern später auch auf das Sprechen und auf das Krabbeln und Laufen zu. Machen Sie sich deshalb keine Sorgen, wenn Ihr Baby nicht pünktlich zum Einläuten des sechsten Lebensmonats beherzt mit der kleinen Hand nach dem Essen greift und die Milch durch die feste Nahrung ablöst.

Ihr Baby zeigt Ihnen von ganz alleine, ob und wann es bereit dazu ist, feste Lebensmittel zu sich zu nehmen, indem es über bestimmte Verhaltensweisen und Zeichen mit Ihnen kommuniziert.

Während sich Ihr Baby die ersten sechs Monate seines Lebens in der Regel nur von Milch ernährt (sei es die Muttermilch oder die Flaschennahrung), ist es in der Regel nach dem sechsten Lebensmonat bereit für die feste Nahrung.

Aus diesem Grund können Sie, sobald Ihr Baby sechs Monate alt ist, darauf achten, ob es einige der Anzeichen bereits erfüllt und somit bereit dafür ist, an die feste Kost herangeführt zu werden.

Welche Punkte, sollte Ihr Baby nun also erfüllen, um es an die breifreie Kost heranführen zu können? Diese Checkliste verrät es Ihnen und hilft Ihnen somit dabei, festzustellen, ob Sie anfangen können die Kochlöffel zu rühren und die Töpfe in der Küche klappern zu lassen.

1. Ihr Baby muss dazu in der Lage sein, seinen Kopf vollkommen selbstständig halten zu können. Er darf nicht mehr so wackeln und unkontrolliert hin- und herschaukeln, wie Sie es vielleicht von einem Wackel-Dackel kennen.
2. Wenn man nicht gerade Julius Caesar heißt und im alten Rom lebt, lautet eine ungeschriebene Regel für das Essen: „Im Liegen isst man nicht!“. Diese Regel gibt es

nicht ohne Grund. Zwar wurde in dem Rahmen verschiedener Experimente herausgefunden, dass der Schluckreflex auch kopfüber funktioniert und man somit auch im Handstand essen könnte, doch um Ihr Baby an die breifreie Kost heranführen zu können, sollte es aufrecht sitzen können. Ihr Baby muss dabei nicht vollkommen selbstständig aufrecht sitzen können, doch es sollte dazu in der Lage sein, in einem Babyhochstuhl mit Lehne sitzen zu können. Achten Sie darauf, dass Ihr Baby nicht immer zur Seite kippt, sondern bereits über eine recht gute Körperbeherrschung verfügt.

3. Haben Sie Ihr Baby schon einmal genauer beobachtet? Haben Sie dabei vielleicht schon einmal auf die Hände geschaut und in diesem Zusammenhang feststellen können, dass es seine kleinen Hände noch nicht sonderlich gut kontrollieren kann? Das ist vor allem in den ersten Monaten seines Lebens der Fall. Um das Essen vom Familientisch greifen und in seinen Mund führen zu können, ist es allerdings wichtig, dass Ihr Baby seine Hände unter Kontrolle hat. Kann es greifen und auch bewusst kontrollierte Bewegungen ausführen, können Sie sich darauf verlassen, dass es nach den Lebensmitteln greifen und sie essen kann.
4. Bedenken Sie immer, dass Ihr Baby von Natur aus ein Entdecker ist und somit sein ganzes Umfeld kennenlernen und entdecken möchte. Verwechseln Sie diesen Entdeckerinstinkt nicht mit dem Interesse am Essen. Dass Ihr Baby wirklich am Essen interessiert ist, erkennen Sie daran, dass es mit dem Finger oder mit der Hand auf das Essen zeigt, Schmatz-Geräusche von sich gibt, während es Sie dabei beobachtet, wie Sie von der Käsestulle abbeißen und seine Hände in den Mund steckt.
5. Der letzte, zu derselben Zeit aber einer der wichtigsten Punkte auf der Checkliste ist der Punkt des Zungenstreckreflexes. Um Ihr Baby mit der BLW-Methode von der Milchnahrung zu entwöhnen oder es nach und nach abzustillen, darf der Zungenstreckreflex nicht mehr aktiv sein.

Nun wissen Sie, auf welche Punkte und Anzeichen Sie achten müssen, wenn Sie Ihr Baby an die breifreie Kost heranführen wollen (im Übrigen sollten diese Anzeichen auch erfüllt sein, wenn das Baby mit Brei gefüttert werden soll!), doch vielleicht stellen Sie sich die Frage, worum es sich bei dem Zungenstreckreflex handelt.

Ein Reflex ist immer eine Reaktion, welche vollkommen automatisch erfolgt, sobald ein Reiz ausgelöst wird. In dem Zusammenhang mit der Nahrung ist der Reiz entweder der Löffel oder das Lebensmittel, welche sin den Mund Ihres Babys geführt werden soll.

Ist das Baby noch nicht bereit für die Nahrungsaufnahme fester Nahrung oder auch der Breinahrung, reagiert es mit dem Reflex, die Zunge rauszustrecken und den Eindringling (das Essen oder den Löffel) abzuwehren.

Solange dieser Reflex noch aktiv ist, sollten Sie Ihr Baby weiterhin voll stillen oder ihm weiterhin die Flasche geben und zu einem späteren Zeitpunkt erneut Ihr Glück starten.

Welche Lebensmittel sind für BLW geeignet?

Sie wissen nun schon, dass sich Fingerfood ganz besonders gut eignet, um Ihr Baby an die breifreie Nahrung zu gewöhnen. Da es sich bei „Fingerfood“ allerdings um einen sehr dehnbaren Begriff handelt, ist es durchaus wichtig zu wissen, welche Lebensmittel sich besonders gut für die BLW-Methode handeln.

Wie schon aufgezeigt, ist für die breifreie Heranführung an das Essen eine gesunde und ausgewogene Ernährung das A und O für Ihr Kind und auch für Sie und Ihre gesamte Familie.

Der Hauptbestandteil einer gesunden und ausgewogenen Ernährung sind vor allem Obst und Gemüse, weshalb diese beiden Kategorien auch eine äußerst fundamentale Rolle bezüglich der breifreien Ernährung spielen.

Obst

Im Grunde genommen können Sie Ihrem Kind alle Obstsorten anbieten, welche Sie bei sich zu Hause haben. Natürlich ist es in diesem Rahmen immer sinnvoll und ratsam saisonales Obst zu kaufen und somit auch nur die Sorten anzubieten, welche gerade in Ihrer Umgebung wachsen.

Alles in Allem eignen sich für die breifreie Ernährung Ihres Babys vor allem folgende Obstsorten:

- Äpfel
- Birnen
- Avocados
- Melonen aller Art
- Bananen
- Beeren unterschiedlicher Art
- Mango
- Granatapfel

Achten Sie bei der Zubereitung des Obstes darauf, dass kleine Obstsorten, wie zum Beispiel Heidelbeeren oder auch Weintrauben vor dem Verzehr halbiert werden.

Zwar ist es schön und gut, dass Sie Ihrem Baby bezüglich des Essens vertrauen, allerdings haben sich auch bereits erwachsene Menschen an Weintrauben verschluckt. Folglich ist es in diesem Zusammenhang wichtig ganz nach dem Motto „Vertrauen ist gut, Kontrolle ist besser" zu handeln und gefährlich Obstsorten zu halbieren und klein zuzuschneiden.

Dasselbe trifft auf die Schale zu – an dieser kann man sich recht leicht verschlucken, vor allem dann, wenn man noch nicht an die feste Nahrung gewöhnt ist. Aus diesem Grund sollten Sie Birnen oder auch Äpfel von der Schale befreien und entkernen, um Ihrem Baby das Essen so leicht wie möglich zu gestalten.

Gemüse

Auf das Gemüse trifft, im Grunde genommen, dasselbe zu, wie auf das Obst – Sie können Ihrem Baby eigentlich alle Gemüsesorten anbieten, welche Sie auch essen und, welche saisonal in Ihrer Gegend wachsen.

Besonders gut eignen sich:

- Karotten
- Kürbis
- Kartoffeln und auch Süßkartoffeln
- Erbsen
- Zucchini
- Gurke
- Fenchel
- Brokkoli und Blumenkohl

Grundsätzlich entscheiden sich viele Eltern für die BLW-Methode, weil sie es wichtig finden, dass Ihr Baby die unterschiedlichen Lebensmittel in ihrer natürlichen Konsistenz kennenlernen. Allerdings sind einige Obst- und Gemüsesorten recht hart, weshalb man diese nach Bedarf dampfgaren kann. So kann Ihr Baby das Obst und Gemüse etwas leichter kauen.

Fleisch

Einige Eltern entscheiden sich bewusst dagegen, ihren Kindern Fleisch zu geben, was an und für sich nicht weiter schlimm ist, solange der Bedarf der Nährstoffe durch andere Lebensmittel, wie zum Beispiel Hülsenfrüchte und viel Obst und Gemüse gedeckt wird.

Wer sein Baby jedoch auch Fleisch anbieten möchte, sollte in diesem Zusammenhang darauf achten, dass es angenehm weich gegart wird, um dem Baby das Kauen und Essen zu erleichtern.

Es kann sein, dass Ihrem Baby einige Fleischsorten besser schmecken als andere oder, dass es von Fleisch absolut nichts wissen möchte.

Unter all den verschiedenen Fleischsorten eignen sich für den Start in die breifreie Kost vor allem:

- Geflügel, wie zum Beispiel Hähnchen- oder Putenbrustfilet
- Lamm
- Rindfleisch
- Schweinefleisch

Wussten Sie, dass besonders dunkles Fleisch einen besonders hohen Eisengehalt aufweist? Wenn Sie also den Bedarf Ihres Babys nach Eisen durch das Essen von Fleisch decken, sollten Sie darauf achten, Ihrem Baby dunkles Fleisch anzubieten. Noch wichtiger ist jedoch, dass es Ihrem Baby schmeckt und es somit mit Genuss isst.

Am besten bieten Sie Ihrem Baby das Fleisch in der Form von Nuggets oder auch als Soße an – nahezu kein Kind sagt „Nein“ zu Spaghetti Bolognese oder Nudeln mit Tomatensoße. Das ist somit eine gute Möglichkeit, um Hackfleisch zu verarbeiten. Aber auch Buletten können zubereitet und dann als Fingerfood genossen werden.

Die Liste der Lebensmittel, welche sich für die BLW-Methode eignen könnte noch sehr viel weitergeführt werden. Im Grunde genommen können Sie so kochen, wie Sie immer kochen (achten Sie jedoch auf eine geringe Menge an Salz) und lediglich darauf achten, dass sich Ihr Baby nicht an besonders kleinen und rutschigen Lebensmitteln verschlucken könnte.

Kohlehydrate

Kohlehydrate sind für Ihr Baby wichtig, um Energie zu erhalten. Nur, wenn Ihr Baby ausreichend Energie zur Verfügung hat, kann es seine Umwelt mit Kraft und Elan erkunden, neue Dinge kennenlernen und somit immer weiter über sich hinauswachsen (sowohl mental als auch körperlich).

Um Ihr Baby auf die beste Art und Weise mit Kohlehydraten versorgen zu können, können Sie unter anderem auf:

- Reis
- Kartoffeln
- Hafer
- Dinkel

- Couscous
- Roggen

zurückgreifen.

Neben all den genannten Lebensmitteln können Sie Ihrem Baby auch:

- Hülsenfrüchte
- Mehlspeisen
- Suppen

anbieten.

Welche Lebensmittel sind für BLW ungeeignet?

Im Grunde genommen können Sie Speisen für die ganze Familie kochen und Ihr Baby dann direkt vom Tisch mitessen lassen - solange Sie bezüglich der Zubereitung auf einige Lebensmittel achten, welche für die breifreie Kost eher ungeeignet sind.

Lassen Sie diese Lebensmittel bei der Zubereitung der Speisen weg, können Sie Ihrer Fantasie vollkommen freien Lauf lassen.

Obwohl einige Lebensmittel ungeeignet für die breifreie Kost sind, heißt das nicht, dass Ihr Baby diese gar nicht essen darf.
Es bietet sich allerdings an, diese Lebensmittel erst zu einem späteren Zeitpunkt in den Speiseplan des Babys aufzunehmen.

Fangen Sie aus diesem Grund mit den geeigneten und empfohlenen Lebensmitteln an und integrieren andere

Lebensmittel erst dann in die Ernährung Ihres Babys, wenn es bereits erfolgreich und mit Spaß und Genuss vom Familientisch mitisst.

Wenn von den ungeeigneten Lebensmitteln für BLW die Rede ist, sind Folgende gemeint:

- Große, nicht klein geschnittene Nüsse und Weintrauben
- Mais
- Bohnen
- Blattsalat, da dieser vor allem aufgrund seiner Struktur nur sehr schwer zu kauen ist und somit eine recht hohe Verschluckungsgefahr mit sich bringt, wenn Babys im Kauen und Essen noch nicht sonderlich erfahren und geübt sind.
- Einige Getreidesorten, wie zum Beispiel Amaranth, Quinoa und Buchweizen. Diese drei Getreidesorten sind auch unter der Bezeichnung des „Pseudogetreides" bekannt und erfreuen sich mit einem hohen Gehalt an Proteinen einer sehr großen Beliebtheit unter den Menschen. Aufgrund der Gerbstoffe, welche möglicherweise in diesen Getreidesorten enthalten sein können, sollten Sie Ihrem Baby diese drei Pseudogetreide nur in geringen Mengen anbieten.
- Von Rohmilchprodukten wird nicht nur in der Schwangerschaft abgeraten, sondern auch Ihr Baby sollte aufgrund der Listeriengefahr nicht in den Kontakt mit Rohmilch(-produkten) kommen.
- Rohe oder nur kurz weichgekochte Eier gehören mit ihrer Salmonellengefahr nicht auf den Speiseplan Ihres Babys.
- Rohes Fleisch oder roher Fisch sollten ebenfalls nicht angeboten werden.

Hinweis: *In dem Rahmen der Pseudogetreide wurden die Gerbstoffe erwähnt, welche in diesen enthalten sein können.*

Diese sind aus diesem Grund so gefährlich, weil sie in zu hohen Mengen die Aufnahme von Vitaminen, Mineralien und auch Verdauungsenzymen hemmen. Der Körper Ihres Babys kann somit das Eiweiß nicht mehr gut verwerten.

Welche Vitamine, Spurenelemente & Ballaststoffe sind wichtig?

Wenn Sie sich als Mutter dazu entschlossen haben, Ihr Baby in den ersten sechs Monaten seines Lebens voll zu stillen, müssen Sie sich keine Sorgen um die Nährstoffversorgung machen.

Da der Bedarf nach bestimmten Nährstoffen nach den ersten sechs Monaten in der Regel ansteigt und die Muttermilch nicht mehr ausreicht, um diesen vollkommen zu decken, ist es wichtig, dass Sie auf eine ausgewogene und umfangreiche Ernährung in dem Sinne des BLW zu sorgen.

Die wichtigsten Nährstoffe, welche Ihr Baby braucht und, welche Sie mit BLW-freundlichen und leckeren Lebensmitteln decken können, sind:

- **Eisen (zwischen circa 20 bis 40 Gramm pro Woche)**
  Für den Sauerstofftransport im Blut, die Hirnentwicklung und Stoffwechselvorgänge
  Zu finden in: Nüssen, Fleisch, Hülsenfrüchten

- **Vitamin C**
  Begünstigt die Aufnahme von Eisen
  Zu finden in: Orangen, Äpfeln, Birnen, Tomaten
- **Kalzium**
  Für den Aufbau der Knochen, der Zähne, sowie für die Blutgerinnung und die Sauerstoffversorgung

Zu finden in: Milch und Milchprodukten, Vollkorn, Kokosnuss, Möhren, Sesam, Mandeln

- **Omega-3-Fettsäuren**
  Für den Stoffwechsel der Zellen, die Eiweißsynthese, die Produktion von Hormonen und die Bildung körpereigener Abwehrkräfte
  Zu finden in: Lachs, Raps- Walnuss- Lein und Hanföl, Mandeln
- **Omega-6-Fettsäuren**
  Für das Wachstum und die bessere Heilung von Wunden
- **Zink**
  Für die Speicherung von Insulin und das Wachstum von Haut und Haaren, sowie die Eiweißsynthese
  Zu finden in: Vollkorngetreide, Haferflocken, Cashews, Kakao
- **Jod**
  Für die Schilddrüse, Stoffwechselvorgänge, die geistige Entwicklung, die geistige Entwicklung und die Regulation der Stimmungslage und Körpertemperatur
  Zu finden in: Seefisch, Hühnerei, Milch und Milchprodukten
- **Flur**
  Für stabile Knochen und die Gesundheit der Zähne
  Zu finden in: Fisch und Walnüssen
- **Kalium**
  Für die Regulation des Wasserhaushaltes und das Nervensystem
  Zu finden in: Kartoffeln, Spinat, Petersilie, Bananen, Feigen, Avocado, Trauben,...
- **Natrium**
  Für die Regulation des Wasserhaushaltes und den Blutdruck
- **Magnesium**
  Für den Aufbau der Knochen, den Stoffwechsel und das Nervensystem
  Zu finden in: Nüssen, Kakao und Bananen, sowie in Vollkornprodukten

- **Vitamin B2**
  Für viele unterschiedliche Stoffwechselvorgänge
  Zu finden in: Brot, Milch, Milchprodukten, Obst und Nüssen
- **Vitamin B12**
  Für die Bildung roter Blutkörperchen, das Wachstum und die Entwicklung
  Zu finden in: Fleisch, Milch, Eiern und Fisch

Zwar kann auch das wichtige Vitamin D3 über die Nahrung aufgenommen werden, allerdings wird dieses „Sonnenvitamin“ zum größten Teil gebildet, wenn die Haut in den Kontakt mit der Sonne kommt.

Vielleicht erinnern Sie sich daran, dass Ihnen der Kinderarzt ein Rezept für Vitamin D3-Supplemente gegeben hat, um Ihrem Baby dieses Vitamin somit von außen zuzuführen.

Grundsätzlich gilt, dass Sie Ihrem Baby niemals Nahrungsergänzungsmittel geben, sondern den Nährstoffbedarf immer über die Nahrung und die Muttermilch (alternativ Flaschennahrung) decken sollte, doch in dem Fall des Vitamin D3 sollten Sie das Rezept des Kinderarztes nutzen und Ihr Baby auf diese Art und Weise mit Vitamin D3 versorgen.

Warum darf kein Honig zu gefüttert werden und welche Alternativen gibt es?

Vielleicht haben Sie in dem Rahmen Ihrer Recherchen schon einmal gehört, dass Honig alles andere als gut für Ihr Baby ist. Die Frage, welche sich dabei nun stellt, ist die, wieso ein rein natürliches Produkt, wie Honig, so schädlich für Ihr Baby sein kann.

Möglicherweise haben Sie mit dieser Aussage nun gar nicht gerechnet und stattdessen immer noch den Satz im Hinterkopf, welcher Ihnen von einen Ihrer Freunde oder Verwandte gesagt wurde:
„Aber früher hat man Kindern den Schnuller in etwas Honig getunkt, damit sie ihn nehmen!"

Zwar ist es richtig, dass Sie sich in dem Zusammenhang mit Babys und Kinder ab und an auf die Erfahrung älterer Menschen verlassen dürfen, doch in dem Falle des Honigs sollten Sie den wissenschaftlichen Erkenntnissen vertrauen, welche klipp und klar sagen, dass Honig für Babys im ersten Lebensjahr gefährlich ist und beim Verzehr schwerwiegende Folgen mit sich bringen kann.

Sicherlich liegt hier die Betonung auf dem Wort „kann". Es muss nicht zwingend etwas Schlimmes passieren, wenn Ihr Baby Honig zu sich nimmt, allerdings sollten Sie eine Tragödie nicht provozieren. Verzichten Sie aus diesem Grund in dem ersten Lebensjahr Ihres Babys auf die Gabe von Honig.

Das Verdauungssystem Ihres Babys entwickelt sich in dem ersten Lebensjahr erst nach und nach und ist somit noch nicht dazu in der Lage, bestimmte Lebensmittel, bzw. Inhaltsstoffe von Lebensmitteln zu verdauen und zu verarbeiten. So kann es mit der zu frühen Aufnahme von Honig zu einem sogenannten Säuglingsbotulismus kommen. Bei diesem Säuglingsbotulismus handelt es sich um eine

Vergiftung, welche in gewissen Fällen und unter bestimmten Umständen sogar tödlich für das Baby enden kann.

In anderen Fällen kann ein solcher Säuglingsbotulismus in Lähmungen einzelner Körperteile ihres Babys enden.

Hinweis: *Da es aufgrund der vielen Alternativen, welche Ihnen zur Verfügung stehen, nicht schwer ist, auf Honig zu verzichten, fällt bei vielen Eltern der Blick auf den Ahornsirup im Regal des Supermarktes. Allerdings trifft auf den Ahornsirup dasselbe zu, wie auf den Honig – Sie sollten diesen nicht in die Ernährung Ihres Babys integrieren. Denn bei der Verarbeitung des Ahornsirups können gefährliche Bakterien in diese Zucker- und Honigalternative gelangen.*

Da Honig und auch Ahornsirup als Süßungsmittel für Ihr Baby im ersten Lebensjahr wegfallen, stellt sich nun die Frage danach, auf welche Alternativen Sie zurückgreifen können, wenn sich die Lust nach etwas Süßem bemerkbar macht.

Zwar ist Obst süß und kann genutzt werden, um den Heißhunger auf Süßigkeiten zu stillen, doch ab und an möchte Ihr Baby schlicht und ergreifend einen Keks knabbern oder die Kerzen auf seinem Geburtstagskuchen auspusten.

Sie können aus diesem Grund mit folgenden Lebensmitteln süßen:

- Getrocknete Datteln oder allgemein Trockenobst
- Bananen
- Agavendicksaft
- Apfeldicksaft
- Kokosblütenzucker
- Birkenzucker, welcher auch unter der Bezeichnung „Xylit“ auf dem Markt angeboten wird.

Wie kann Allergien vorgebeugt werden?

Immer mehr Menschen leiden unter Allergien, welche ihnen das Leben schwermachen. Damit sich dein Baby weder als Baby, noch im Kleinkind- Jugend- oder Erwachsenenalter mit Allergien herumschlagen muss, können Sie einige Vorkehrungen treffen.

Sicherlich gibt es keine Nonplusultra-Regel, mit welcher Sie Ihr Baby auf magische Art und Weise zu 100 Prozent vor Allergien schützen können, doch, wenn Sie stillen und Ihr Baby über die BLW-Methode an die feste Nahrung heranführen, schaffen Sie einen guten und soliden Grundstein, welcher die Gefahr, eine Allergie zu entwickeln, sehr stark sinken lässt.

Stillen

Um Allergien vorzubeugen, ist das Stillen eine sehr gute und hilfreiche Möglichkeit. Denn in der Muttermilch sind nicht nur sehr viele unterschiedliche Nährstoffe enthalten, sondern sie nährt Ihr Baby auch mit vielen verschiedenen Antikörpern.

So bekommt Ihr Baby über das Stillen in den ersten vier bis sechs Monaten seines Lebens sehr viele wichtige Abwehrstoffe gegen Viren und Bakterien, welche es nicht nur vor Krankheiten und Infektionen, sondern auch vor der Entwicklung von Allergien schützen.

Nicht umsonst wird die Muttermilch auch als „flüssiges Gold“ bezeichnet und von vielen Kinderärzten, Experten und auch der WHO (Weltgesundheitsorganisation) wärmstens empfohlen. Die Empfehlungen liegen dabei darin, das Baby für mindestens sechs Monate voll zu stillen und im Anschluss daran nach Bedarf weiter zu stillen.

Wenn Sie Ihr Baby also an die breifreie Kost heranführen wollen, sollten Sie weiterhin die Muttermilch anbieten und Ihr Baby nach Bedarf trinken lassen.

Die Muttermilch hilft Ihrem Baby nicht nur dabei, Allergien effektiv und zuverlässig vorzubeugen, sondern sie unterstützt den kleinen Darm auch in seiner Entwicklung. Ihr Baby kann die feste Nahrung somit besser verdauen und sich folglich auch sehr viel besser an sie gewöhnen.

Gestalten Sie den Speiseplan bunt und umfangreich

Es gibt natürlich einige Lebensmittel, mit welchen Sie es zum Anfang der breifreien Kost etwas langsamer angehen lassen sollten, allerdings ist es für das Vorbeugen von Allergien sehr wichtig, den Speiseplan Ihres Babys so bunt und umfangreich wie möglich zu gestalten.

Führen Sie Ihr Baby in kleinen Mengen, dafür aber mit einer großen und umfangreichen Vielfalt an die feste Kost heran und lassen Sie nahezu keine Lebensmittel weg.

Je mehr der Darm Ihres Babys mit unterschiedlichen Lebensmitteln in Kontakt kommt, umso besser wird es vor Allergien geschützt.

Äußere Faktoren

Oft spielt die Ernährung in dem Bezug auf Allergien eine sehr große, wichtige und fundamentale Rolle, doch auch äußere Faktoren können auf ihre ganz eigene Art und Weise dazu beitragen, dass sich Allergien entwickeln und ein leichteres Spiel haben. Aus diesem Grund sollten Sie nicht nur auf die Ernährung Ihres Babys achten, sondern auch einige äußere Faktoren mit in Betracht ziehen.

Zwar ist es richtig, dass Ihr Baby baden und eine gewisse Hygiene erfahren muss, allerdings sollten Sie es mit der Hygiene nicht übertreiben. Zu viel Hygiene kann dazu führen, dass Ihr Kind nicht ausreichend Abwehrkörper entwickelt und es somit sehr viel schneller zu der Entwicklung von Allergien kommt.

Sollte beim BLW zusätzliche Flüssigkeit zuführen?

Mit Sicherheit wissen Sie, dass Ihr Baby während der ersten sechs Monate seines Lebens keine zusätzliche Flüssigkeit braucht, sondern sich ausschließlich von der Muttermilch oder der Flaschennahrung ernährt. Denn die Milch dient nicht nur als Essen, sondern auch als Trinken.

Während der Beikost sollten Sie am besten auf Ihr Baby hören und somit individuell entscheiden, ob Sie ihm Wasser anbieten sollten oder nicht. Grundsätzlich ist es immer ratsam, das Stillen oder auch die Flaschennahrung nicht mit dem Start der BLW-Methode einzustellen. Im Gegenteil: Es ist fundamental, dass Ihr Baby weiß, dass ihm die Milch weiterhin zur Verfügung steht und nicht der Eindruck entsteht, dass die breifreie Kost die Milchnahrung ersetzen soll.

Bieten Sie Ihrem Baby weiterhin die Muttermilch oder auch die Flaschennahrung an, müssen Sie eigentlich kein zusätzliches Wasser anbieten.

Allerdings lernt Ihr Baby, wenn es gemeinsam mit Ihnen und Ihrer Familie am Familientisch sitzt und mitisst, von Ihnen und möchte Sie gerne nachmachen. Demnach ist es nicht nur sinnvoll, dem Baby Besteck anzubieten, auf welches es nach Bedarf zurückgreifen kann, sondern Sie können ihm auch Wasser anbieten, wenn es gerne, wie Sie und Ihre Familie, trinken möchte.

Es ist sehr verlockend dem Baby die Fruchtsäfte und all die anderen Getränke zu kaufen, welche im Supermarkt oder in der Drogerie angeboten werden. Sehen Sie jedoch auf die Gabe von Fruchtsaft und gesüßten Tees ab und bieten stattdessen schlicht und ergreifend Wasser oder ungesüßten Tee an.

Wie kann BLW in den Alltag integriert werden?

Viele Menschen stellen sich die Integration der breifreien Kost in den Alltag recht schwer vor und fragen sich aus diesem Grund, wie sie es schaffen sollen, ihr Baby nach der BLW-Methode an die Beikost zu gewöhnen.

Allerdings muss in diesem Zusammenhang bedacht werden, dass die breifreie Kost im Grunde genommen genauso einfach in den Alltag zu integrieren ist, wie das Stillen.

Es ist deutlich aufwändiger immer darauf zu achten, ausreichend Gläschen zu Hause zu haben, diese zu füttern oder die richtige Nahrung mit nach draußen zu nehmen, als einfach Essen für die gesamte Familie zu kochen und dabei etwas weniger Salz zu verwenden und auf Schärfe zu verzichten. Das Baby kann somit direkt mitessen und Sie können sich Ihr Essen nach Bedarf salzen oder auch mit Schärfe würzen.

So können Sie, wenn der kleine Hunger zwischendurch kommen sollte, einfach schnell ein kleines Brötchen oder Brezen beim Bäcker kaufen oder die zuckerfreien Kekse, welche Sie auf Vorrat gebacken haben, als Snack anbieten.

Was sich auf den ersten Blick recht aufwändig und kompliziert anhört, ist auf den zweiten Blick gesehen, einfach und unkompliziert.

Sie und Ihre Familie müssen schließlich auch essen – bereiten Sie kindgerechte, gesunde und ausgewogene

Speisen einfach für die gesamte Familie zu und lassen Ihr Baby mitessen.

Die Tipps und Tricks noch einmal zusammengefasst

Sie haben nun viele Informationen rund um die breifreie Kost erhalten und wissen, wie wichtig, sinnvoll und vor allem auch einfach das BLW-Konzept ist.

Hier bekommen Sie noch einmal alle wichtigen und hilfreichen Tipps übersichtlich aufgelistet:

1. Ihr Baby muss bereit für die breifreie Kost sein und alle wichtigen Anzeichen in diesem Zusammenhang erfüllen. So darf zum Beispiel der Zungenstreckreflex nicht mehr aktiv sein.
2. Besorgen Sie sich eine abwischbare Unterlage für den Boden.
3. Kochen Sie einfach für die ganze Familie und salzen gar nicht oder nur wenig (Sie können sich Ihr Essen separat salzen).
4. Schaffen Sie Routinen und bieten das Essen zu regelmäßigen Zeiten an.
5. Schaffen Sie eine Atmosphäre, in welcher Ihr Baby konzentriert essen kann, ohne zu sehr abgelenkt zu werden.
6. Geben Sie Ihrem Baby Zeit – es holt sich nach und nach, was es will und braucht.
7. Bieten Sie die Milch weiterhin an.
8. Seien Sie entspannt – auch, wenn der Tisch nach dem Essen einem Schlachtfeld gleicht.
9. Vertrauen Sie Ihrem Baby und übermitteln Sie ihm nicht Ihre Angst.
10. Machen Sie einen Erste-Hilfe-Kurs für Babys und Kleinkinder.
11. Kochen Sie gesund, abwechslungsreich und bunt.

Ich hoffe, dass Sie für sich zahlreiche wissenswerte Informationen aus diesem Buch mitnehmen konnten. Ich wünsche Ihnen eine unbeschwerte, Zeit und für Ihre Familie alles erdenklich Gute.

Ihre Christine Rosenstein

P.S. Über eine Bewertung des Buches freue ich mich sehr. Nur dadurch kann ich weiterhin meinen Traum leben junge Familien erfolgreich zu unterstützen.

Rezepte

Rezepte für die ganze Familie

Basics (21)

Kürbis-Marzipan-Marmelade

Portionen: 4

Schwierigkeitsgrad: leicht

Zutaten

- 500 g Hokkaido-Kürbis
- 400 g Physalis oder Apfel oder Orange
- 100 g Marzipan
- 20 ml Zitronensaft
- Entweder 500 g 2:1 Gelierzucker
- oder 1 P. Gelierhilfe und so viel Zucker wie zu magst (ca. 150 g)

Zubereitung

1. Den Kürbis sehr gut waschen und für 1-2 Minuten in die Mikrowelle auf 600 Watt stellen. Anschließend lässt er sich leicht halbieren. Dann die Kerne aushöhlen und den Kürbis 1 cm große Stückchen würfeln. Das Obst ebenfalls waschen und 1 cm große Stückchen schneiden. Marzipan mit einer Reibe fein raspeln.
2. Alle Zutaten außer Gelierzucker zusammen mit 70 ml Wasser oder Apfelsaft in einen Topf geben und 10 Minuten im geschlossenen Topf stehen lassen. Alles langsam erhitzen, dabei stetig rühren bis das Obst Saft zieht und alles leise vor sich hin köcheln kann. Jetzt etwa 15 Minuten bei ganz kleiner Hitze köcheln lassen, bis der Kürbis weich ist. Pürieren und den Zucker dazugeben, nochmals aufkochen und 3 Minuten sprudelnd kochen lassen.
3. Die Marmelade in sauber ausgekochte Gläser füllen, diese schnell verschließen und auf den Kopf stellen und mindestens einmal für 8 Stunden komplett auskühlen lassen.

Basisrezept für Stillkugeln

Zutaten

- 500 g 5-Korn-Flocken (bspw. Vollkorn-Weizen-, -Gerste-, -Hafer-, -Roggen- und -Dinkel-Flocken)
- 120 g gekochter Vollkornreis
- 175 g Butter oder Ghee
- 150 g Honig
- 1 kleine Tasse Wasser
- Nüsse und Trockenfrüchte nach Wahl
- Gewürze und Samen nach Wahl

Zubereitung

1. Für den Grundteig beginnst du damit den Reis zu kochen.
2. Währenddessen die Flocken portionsweise anrösten. Dies geht am einfachsten in einer Pfanne ohne Öl. Man riecht wenn diese fertig sind, da sie dann ein bisschen nach Popcorn zu duften beginnen.
3. Jetzt den Reis und die Getreideflocken in eine große Schüssel mit dem Honig und der Butterstückchen geben.
4. Sobald alles ein bisschen abgekühlt ist, die Zutaten mit den Händen verkneten und etwas Wasser dazu geben. So entsteht dann eine kompakte Masse, der Basisteig für die Stillkugeln.
5. Mit den Händen kleine Mengen zu Kugeln zusammen drücken. Man merkt sofort ob du noch etwas Wasser fehlt, wenn die Zutaten zu trocken sind und nicht zusammenkleben. Bedenke aber auch, dass die Butter wieder fester wird und auch dabei hilft, die Kugeln zusammen zu halten.
6. Wer mag kann du die Pralinen noch in Kakao, gemahlenen Nüssen oder Samen rollen.

Stillkugeln mit Cranberry und Kokos

Portionen: 4

Schwierigkeitsgrad: leicht

Zutaten

- Alle Zutaten aus dem Basisrezept
- 300g getrocknete Cranberrys
- 200g geraspelte Kokosflocken

Zubereitung

1. Alle Zutaten nach dem Basisrezept der Stillkugeln zubereiten. In einer kleinen Pfanne nun zusätzlich für wenige Minuten die Kokosraspeln anrösten, so dass sie lecker duften und hellbraun werden.
2. Die Cranberrys dem Basisteig hinzugeben, alles gut vermischen und kleine Pralinen formen.
3. Diese anschließend auf einem tiefen Teller in den Kokosraspeln rollen und in Pralinenförmchen setzen.

Stillkugeln mit Haselnuss, Mandelsplittern und Kakao

Portionen: 8

Schwierigkeitsgrad: leicht

Zutaten

- alle im Basisrezept aufgeführten Zutaten
- 400 g Gemahlene Haselnüsse
- 400 g Mandelsplitter
- Zimt
- Kakaopulver

Zubereitung

1. Alle Zutaten nach dem Basisrezept der Stillkugeln zubereiten.
2. Die Mandelsplitter in einer kleinen Pfanne hellbraun anrösten.
3. Anschließend die gemahlenen Haselnüsse für wenige Minuten in die Pfanne geben, um sie ebenfalls leicht anzurösten.
4. Dem Basisteig nun die Haselnüsse, Mandeln und etwas Zimt hinzugeben und alles verkneten.
5. Forme mit den Händen kleine Kugeln und rolle diese anschließend in Kakaopulver bevor du sie in Pralinenförmchen setzt.

Apfelmus selber machen

Portionen: 6

Schwierigkeitsgrad: leicht

Zutaten

- 4 Äpfel
- 50 ml Wasser

Zubereitung

1. Die Äpfel gründlich waschen und diese vierteln oder achteln.
2. Aus den großen Apfelstücken kleine Würfel schneiden.
3. Diese in einen kleinen Topf geben und den Boden etwa 1cm hoch mit Wasser bedecken. Nun den Deckel drauf setzen und das Ganze zum Kochen bringen.
4. Sobald alles kocht, die Hitze auf kleine Stufe drehen und die Äpfelchen etwa zehn bis fünfzehn Minuten vor sich hin köcheln lassen.
5. Die letzten paar Minuten den Deckel abnehmen, damit noch etwas Flüssigkeit verdampfen kann.
6. Um Apfelmus zu bekommen müssen die Äpfel mit einem Kartoffelstampfer zerdrückt werden oder diese mit Pürierstab mixen.

Ciabatta

Portionen: 8

Schwierigkeitsgrad: leicht

Zutaten

- 20 g frische Hefe
- 500 g Weizenmehl Type 405 (oder Dinkelmehl Type 630)
- 3 EL Olivenöl
- (Für Erwachsene 1 TL Salz und 1 TL Zucker)

Zubereitung

1. Hefe in 300 ml lauwarmem Wasser auflösen. Dann das Mehl und das Öl zugeben und am besten mit einer Küchenmaschine ordentlich durchkneten. Der Teig ist relativ klebrig, deshalb ist dieser nicht zur Verarbeitung mit der Hand geeignet. In der Schüssel im Anschluss an einem warmem Ort für ca. 45 Minuten gehen lassen.
2. Den Backofen auf 250 °C vorheizen. Das Backblech etwas einölen. Ein Küchenhandtuch sehr gut bemehlen. Den Teig darauf stürzen und ihn mit mehligen Händen zu einem Rechteck von ca. 25 x 25 cm formen. Jetzt nochmals für ca. 10 Minuten gehen lassen.
3. Das Rechteck nun jeweils 1x von rechts und 1x von links zu ca. ⅓ nach innen übereinander klappen, so dass 3 Lagen entstehen. Mit Hilfe des Handtuchs auf dem Backblech platzieren und in den Ofen schieben. Natürlich ohne dem Handtuch. Den Teig für 10 Minuten backen, dann Hitze auf 200 °C reduzieren und weitere 20-25 Minuten backen.

Müsli

Portionen: 4

Schwierigkeitsgrad: leicht

Zutaten

- 100 g getrocknete Aprikosen (ungeschwefelt)
- 100 g Haferflocken
- 100 g Hirseflocken
- 100 g gepuppfter Dinkel
- 25 g Kokosflakes

Zubereitung

1. Den Backofen auf 180 °C vorheizen. Die Aprikosen und die Kokosflakes wenn möglich in einem Mixer oder einem Thermomix klein hacken. Ansonsten kann man auch beides mit dem Messer klein hacken.
2. Mit den anderen Zutaten mischen und etwas mit den Händen durchkneten, so dass sich die Aprikose gut mit allem verbindet.
3. Auf einem Backblech mit Backpapier für ca. 10 Minuten im Ofen rösten, abkühlen lassen und in einem Müsliglas verstauen.
4. Mit frischer Milch oder einem Mandeldrink genießen.

Bagels

Portionen: 4

Schwierigkeitsgrad: leicht

Zutaten

- 1 Päckchen Trockenhefe (9 g)
- 200 ml lauwarmes Wasser
- 200 g Weizenmehl
- 200 g Dinkelmehl
- 1 Eigelb
- Optional: Sesam, Mohn, Kürbiskerne etc.

Zubereitung

1. Die Hefe in 200 ml lauwarmes Wasser rühren und für etwa 5 Minuten stehen lassen.
2. Nach und nach das Mehl hinein geben und unterkneten. Am besten geht das mit einer Küchenmaschine oder mit dem Handmixer. Alles für ca. 5 Minuten kneten lassen.
3. Den Teig in einer leicht gefetteten Schüssel mit einem Baumwolltuch zugedeckt an einem warmen Ort ca. 1 Stunde gehen lassen.
4. Kleine Kugeln formen und mit den Daumen ein Loch in die Mitte drücken und zu einem Ring (Bagel) auseinander ziehen.
5. Auf ein bemehltes Brett legen und nochmal 20 Minuten gehen lassen.
6. Wasser in einem großen Topf erhitzen, aber nicht kochen lassen. Die Bagels nach und nach etwa 5 Minuten im Wasser ziehen lassen, herausnehmen, abtupfen und auf ein mit Backpapier ausgelegtes Backblech legen. Das Eigelb mit einem kleinen bisschen Wasser verrühren und die Bagels damit bestreichen.
7. Die Bagels mit mit Bio-Erdnusbutter und Marmelade genießen.

Bananenbrot ohne Zucker

Portionen: 6Schwierigkeitsgrad: mittel

Zutaten

- 3 Bananen (ca. 300 g ohne Schale), sehr reif
- 2 Eier
- 200 g Dinkelmehl
- 100 g Dinkelvollkornmehl
- 1 Pck. Backpulver
- 1 TL Zimt
- 50 ml Rapsöl
- 60 ml Milch
- 100 g Rosinen
- 50 g Kokosflocken

Zubereitung

1. Den Backofen auf 175°C Ober-/Unterhitze vorheizen.
2. Die Bananen schälen und in einer Rührschüssel mit einer Gabel grob zerdrücken. Die Eier dazugeben und alles mit dem Handmixer oder einer Küchenmaschine gut verrühren.
3. In einer zweiten Schüssel das Mehl mit Backpulver und Zimt vermengen und abwechselnd die trockenen Zutaten und das Öl sowie die Milch zu der Bananen-Ei-Mischung dazugeben und alles sehr gut vermischen.
4. Anschließend die Rosinen und Kokosflocken zum Teig unterheben.
5. Eine Kastenform gut fetten oder mit Backpapier auslegen. Jetzt den Teig hineingeben und auf der mittleren Schiene für ca. 50 Minuten backen. Ggf. mit Alufolie abdecken, wenn das Brot oben zu dunkel wird.

Brokkoli-Hähnchen-Nuggets

Portionen: 25 Stück

Schwierigkeitsgrad: mittel

Zutaten

- 160g Brokkoli (gefroren oder frisch)
- 130g (Vollkorn-)Brösel
- 150g geriebenen Käse, ich habe Gouda und Emmentaler verwendet
- 2 TL Backpulver
- 3 EL Rapsöl
- 130g (Bio-)Hähnchenbrustfilet
- 5 Blättchen Salbei
- 5 EL Wasser

Zubereitung

1. Zwei mit Backpapier ausgelegte Backbleche bereit stellen und den Ofen auf 175°C (Ober-/ Unterhitze) vorheizen.
2. Den Brokkoli auftauen oder garen. Die weichen Röschen klein schneiden und mit den Bröseln und dem Käse sowie dem Backpulver in eine Schüssel vermengen.
3. Das Hähnchenfleisch in sehr kleine Stückchen schneiden und ebenfalls dazu geben. Um für etwas Würzung zu Sorgen 5 klein gehackte Salbeiblättchen hinzu geben. Damit die Nuggets auch zusammenhalten noch das Öl und etwa 5 Esslöffel Wasser dazu geben.
4. Alle Zutaten mit den Händen vermischen. Die Masse sollte gut zusammenkleben, wenn dies nicht der Fall ist, noch esslöffelweise etwas mehr Wasser hinzu geben. Wenn alles vermengt ist und eine gute Konsistenz hat, die kleine Nuggets formen und auf die Bleche zu legen.
5. Jedes Blech mit Nuggets für ca. 10 Minuten in den Ofen geben.

Brot ohne Salz (Vitalbrot)

Portionen: 8

Schwierigkeitsgrad: mittel

Zutaten

- 200 g Dinkel, Weizen oder Kamut als ganzes Korn (alternativ 200 g Vollkornmehl)
- 300 g Dinkel- oder Weizenmehl
- 1 Würfel Hefe oder 1 Pck. Trockenhefe
- 50 ml Rapsöl oder Bratöl
- 60 g Leinsamen (oder 30 g Leinsamen und 30 g Sonnenblumenkerne)
- 350 ml lauwarmes Wasser
- (Wenn gar keine Babys und Kinder mitessen noch 1 TL Salz und 1 TL Honig zufügen)

Zubereitung

1. Die Getreidekörner fein mahlen oder das Vollkornmehl in eine große Schüssel füllen. Alle restlichen Zutaten dazugeben und mit den Knethaken des Handrührers sehr gut verkneten.
2. Eine Kastenform mit Backpapier auslegen, den Brotteig einfüllen und ca. 45 Minuten an einem warmen Ort gehen lassen.
3. Backofen auf 200 °C vorheizen und das Brot 35 Minuten backen.

Dinkelbrot

Portionen: 8

Schwierigkeitsgrad: leicht

Zutaten

- 400 g Dinkelmvollkornmehl
- 200 g Dinkelgrieß
- 3 gehäufte TL Backpulver
- 1 gehäufter TL Natron
- 500 ml Buttermilch

Zubereitung

1. Das Mehl und den Gries in einer großen Schüssel mit Backpulver sowie Natron vermischen. Die Buttermilch in die Schüssel geben und alles mit den Handmixer oder deiner Küchenmaschine zu einem Teig kneten.
2. Den Teig in eine Kastenform geben, welche vorher mit Backpapier ausgelegt oder sehr gut gefettet wurde.
3. Bei 175°C (Ober-/Unterhitze) den Teig im Ofen für ca. eine Stunde backen. Nach etwa 30 Minuten allerdings, das Brot mit Alufolie abdecken, damit es nicht zu dunkel und knusprig wird.
4. Anschließend aus dem Ofen nehmen, ein paar Minuten in der Form belassen und dann zum weiteren Auskühlen stürzen.

Erbsenhummus

Portionen: ein Gläschen

Schwierigkeitsgrad: leicht

Zutaten

- 250 g Erbsen (TK)
- 1 TL Zitronenabrieb
- 2 TL Zitronensaft
- 2 TL Tahin
- 2 EL Olivenöl
- Wasser
- (Salz, Pfeffer, Kreuzkümmel, Chili)

Zubereitung

1. Die Erbsen in einen Topf geben, mit kochendem Wasser übergießen und etwa 3 Minuten stehen lassen. Danach abgießen und im Sieb gut abtropfen lassen.
2. Die Zitrone heiß abwaschen, abtrocknen und etwas von der Schale abreiben. Die Zitrone halbieren und den Saft auspressen.
3. Die Erbsen mit allen Zutaten in einen Mixbehälter geben und mit dem Pürierstab zu einem feinen Aufstrich pürieren. Wenn die Konsistenz zu fest ist noch etwas kaltes Wasser hinzufügen und erneut durchmixen.
4. Etwas fürs Baby rausnehmen und für sich selbst dann abschmecken.

Joghurtbrötchen

Portionen: 12 Brötchen

Schwierigkeitsgrad: leicht

Zutaten

- 150 ml sehr warmes Wasser
- 150 ml Milch
- ½ - 1 Würfel Hefe
- 150 g Joghurt
- 600 g Mehl (gerne Dinkelmehl 630, Weizenmehl 550 oder eine Mischung aus Vollkornmehl und feinem Mehl)
- Optional: 1 TL Salz und 1 TL Zucker

Zubereitung

1. Den Backofen auf 180 °C vorheizen. Ein Backblech mit Backpapier auslegen. Das sehr warme Wasser mit der Milch mischen, so dass die Flüssigkeit insgesamt lauwarm ist und die Hefe sich darin optimal auflöst. Die Mischung für ca. 5 Minuten stehen lassen.
2. Das Mehl in eine große Schüssel füllen, Hefemischung und Joghurt zugeben und mit den Knethaken des Handrührers sehr gut verkneten. Der Teig ist ziemlich feucht.
3. Mit zwei nassen Löffeln 9-12 Teiglinge abstechen und aufs Backblech setzen. Im Ofen für ca. 20-25 Minuten backen.

Kürbissticks aus dem Ofen

Portionen: 6

Schwierigkeitsgrad: leicht

Zutaten

- 1 Hokkaido
- Rapsöl
- Thymian oder Rosmarin

Zubereitung

1. Den Ofen auf 200°C vorgeheizen.
2. Den Kürbis für 1 Minute in der Mikrowelle garen und anschließend vierteln.
3. Mit einem großen Löffel alle Kerne entfernen. Jetzt in kleine Sticks schneiden und auf ein mit Backpapier ausgelegtes Blech legen.
4. Reichlich Öl über die Kürbissticks geben, auch damit diese später nicht am Papier kleben bleiben. Etwas getrockneten Thymian oder Rosmarin (oder beides) darüber streuen.
5. Nun alles für etwa 30 Minuten bei 200°C in den Backofen geben.

Saftiges Möhrenbrot

Portionen: 8

Schwierigkeitsgrad: mittel

Zutaten

- 250 g Dinkelmehl
- 250 g Dinkelvollkornmehl
- 50g Haferflocken (fein)
- 170 g Möhren
- 75 g Apfel
- 40 ml Rapsöl
- 360 ml lauwarmes Wasser (oder Apfelsaft)
- 1 Päckchen Trockenhefe
- (Salz)

Zubereitung

1. Die Möhren und den Apfel säubern und fein raspeln.
2. In einer Rührschüssel Mehle, Haferflocken und Trockenhefe vermischen.
3. Wasser und Öl zum Mehl dazugeben. Alles zu einem homogenen Teig verkneten (für etwa 5 Minuten) und Möhren- sowie Apfelraspel drunter kneten lassen.
4. Den Teig in eine mit Backpapier ausgelegte Kastenform füllen und in den nicht vorgeheizten Ofen auf die vorletzte Schiene stellen.
5. Den Ofen auf 170°C Ober-/Unterhitze drehen und für etwa 70 Minuten backen. Nach etwa 40 Minuten ggf. mit Backpapier abdecken, damit es nicht zu dunkel wird. Nach den 70 Minuten nochmals für 10 bis 15 Minuten bei 180 bis 200°C ohne die Kastenform backen lassen. Hierfür das Brot aus der Form rausheben und aufs Blech setzen. Das Backpapier zum Abdecken entfernen, wenn das Brot noch etwas nachbräunen soll.
6. Je nachdem, wie feucht die Möhren und die Äpfel sind, verlängert sich die Backzeit.

Einfaches Pfannkuchen Grundrezept

Portionen: 10 Pfannkuchen

Schwierigkeitsgrad: leicht

Zutaten

- 250 ml Buttermilch
- 2 Eier
- 30 g Butter
- 180 g Mehl (Dinkel oder Weizen)
- 1 TL Backpulver
- (Nach Bedarf 1 Msp. Salz)
- 1 TL ÖL

Zubereitung

1. Zunächst die Buttermilch mit den 2 Eiern mit einem Schneebesen verrühren. Dann die Butter langsam in der Pfanne zerlassen, in der man auch die Pfannkuchen backen will. Die Butter ebenfalls unter die Buttermilch rühren.
2. In einer Schüssel das Mehl mit dem Backpulver mischen. Die Buttermilch-Mischung zugeben und alles zügig aber nicht zu lang mit dem Schneebesen mischen. Je länger du den Teig rührst, umso weniger fluffig werden die Eierkuchen.
3. Die Pfanne mit ½ TL Öl einpinseln, bzw. sogar noch weniger Öl, denn durch die Butter im Teig kleben die Pfannkuchen in einer beschichteten Pfanne nicht fest. Bei mittlerer bis hoher Hitze je 3 Pfannkuchen auf einmal ausbacken. Ca. 3 Minuten von jeder Seite.

Pfannkuchen ohne Zucker

Portionen: 4

Schwierigkeitsgrad: leicht

Zutaten

- 250 g Weizenmehl
- 3 Eier (Größe M)
- 200 ml Milch
- Vanillemark oder Bourbon-Vanillepulver
- Butter oder Öl für die Pfanne

Zubereitung

1. Die Eier trennen und das Eiweiß zu Eischnee schlagen. In einer zweiten Schüssel die Eigelb mit (Zucker, Vanillezucker) Mehl, Vanillepulver und Milch zu einem glatten Teig ohne Klümpchen verrühren.

Rote Bete Brot

Portionen: 12 Scheiben

Schwierigkeitsgrad: leicht

Zutaten

- 400 g Rote Bete
- 100 g Mandelmehl oder gemahlene Mandeln
- 4 Eier

Zubereitung

1. Den Backofen auf 180 °C vorheizen.
2. Die Rote Bete schälen und sehr fein reiben. Mit dem Mandelmehl und den Eiern verrühren, so dass ein glatter Teig entsteht.
3. Ein Bachblech mit Backpapier auslegen und die Masse mit den Händen darauf komplett ausbreiten und zu einer flachen, überall gleich hohen Schicht formen. Die Ränder dabei möglichst rechteckig formen, so dass sie nicht flach auslaufen. Dabei hilft eine Teigkarte. Den Teig jetzt für ca. 25 Minuten backen, dann auf dem Blech etwas abkühlen lassen.
4. Stürzen und vorsichtig das Backpapier abziehen.

Für Erwachsene kann auch 1 TL Salz dazu gegeben werden.

Vollkornbrot mit Möhren und Körnern

Portionen: 8

Schwierigkeitsgrad: mittel

Zutaten

- 500 g Dinkelvollkornmehl (oder 400 g Mehl und 100 g Vollkornhaferflocken)
- 130 g Körner (ich habe je 50 g Sonnenblumenkerne und Kürbiskerne sowie 30 g Pinienkerne verwendet)
- 20 g Leinsamen (oder Chiasamen)
- 400 ml Wasser
- 100 g geraspelte Möhre
- 1 Pck. Trockenhefe
- 2 EL Apfelessig
- Salz (6 g, oder nach Geschmack, bzw. Mitessern)
- Brotgewürz (optional), ich habe Fenchel, Koriander und Kümmel gemahlen und 2 TL hinzugefügt

Zubereitung

1. In einer Rührschüssel alle trockenen Zutaten und Gewürze vermischen, dann Wasser und Apfelessig hinzufügen und gut mit Knethaken kneten lassen. Die geraspelte Möhre hinzufügen und unterkneten bis ein einheitlicher Teig entsteht.
2. Diesen in eine sehr gut gefettete und mit Körnern am Boden ausgestreute Kastenform geben und gleichmäßig verteilen.
3. Auf der vorletzten Schiene im nicht vorgeheizten Backofen platzieren und dann bei 200°C etwa 40 Minuten backen. Wenn das Brot sehr braun wird abdecken und die Temperatur auf 175°C reduzieren und für weitere 15 Minuten backen.
4. Kurz abkühlen lassen und dann zum vollständigen Abkühlen aus der Form stürzen.

Fluffiges Zucchinibrot

Portionen: 12

Schwierigkeitsgrad: leicht

Zutaten

- 250 g Zucchini
- 1-2 TL Salz
- ½ Würfel Hefe
- 450 g Dinkelmehl Type 630
- 30 ml Öl

Zubereitung

1. Die Zucchini fein reiben und in einer Schüssel mit dem Salz bestreuen, so dass sie Wasser zieht.
2. Die Hefe in 100 ml lauwarmen Wasser auflösen und 50 g Mehl dazugeben. (Wer nicht für Kinder bäckt, gibt noch 1 TL Zucker dazu). Die Mischung 15 Min. stehen lassen.
3. Zucchini, Hefemischung und alle restlichen Zutaten in einer großen Schüssel kneten, bis ein geschmeidiger Hefeteig entsteht. Den Teig abgedeckt ca. 1 h ruhen lassen.
4. Eine Kastenform gut fetten und den Teig einfüllen. (Es kann auch Backpapier verwendet werden). Das Brot nochmals 30 Minuten an einem warmen Ort ruhen lassen.
5. Den Backofen auf 200 Grad vorheizen und das Brot 35 Minuten backen.

Für Babys kann man das Salz weglassen, dann werden insgesamt ca. 180 ml Wasser benötigt. Das Brot erhält seine Feuchte durch die Zucchini - ggf. also etwas mehr Wasser hinzufügen.

Frühstück

(19)

Apfelmusbrötchen

Portionen: 14

Schwierigkeitsgrad: leicht

Zutaten

- 500 g Mehl
- 200 ml warme Milch oder Wasser
- 150 g Apfelbrei
- 10 g frische Hefe

Zubereitung

1. Die Hefe in der lauwarmen Milch oder Wasser auflösen. Mehl und Apfelbrei dazugeben und mit den Knethaken des Handrührers den Teig mindestens 2-3 Minuten gut verkneten.
2. Mind. 1 Stunde abgedeckt an einem warmen Ort gehen lassen.
3. Dann mit zwei nassen Löffeln ca. 12 Brötchen abstechen und Formen. Den Backofen auf 180 °C vorheizen. Die Brötchen auf einem mit Backpapier belegten Blech ca. 15-17 Minuten backen.

Avocadobrötchen

Portionen: 14

Schwierigkeitsgrad: leicht

Zutaten

- 250 g Mehl
- 50 g Leinsamen
- 70 g gemahlene Haselnüsse
- 45 g gehackte Pistazien
- 50 g Kokosöl
- 3 EL Joghurt
- 2 TL Natron
- Saft einer Zitrone
- 2 Avocados

Zubereitung

1. In einer Schüssel das Mehl mit Leinsamen, Haselnüssen und Pistazien vermischen.
2. Das Kokosöl erwärmen, damit es flüssig wird und leicht abkühlen lassen und zur Mehlmischung dazu geben.
3. Joghurt hinzufügen und alles mit der Küchenmaschine verkneten lassen (oder den Handrührer nutzen).
4. Die Avocados halbieren, Kern entfernen und das Fruchtfleisch in eine Schüssel geben und mit einer Gabel zerdrücken. Direkt den Saft einer Zitrone und 2 TL Natron hinzugeben.
5. Avocado zum Teig hinzufügen und alles gründlich verkneten,
6. Mit leicht angefeuchteten Händen kleine Brötchen formen und auf ein mit Backpapier ausgelegtes Backbleich legen.
7. Bei 180° C etwa 20 Minuten backen.

Banane im Pfannkuchenteig

Portionen: 12

Schwierigkeitsgrad: leicht

Zutaten

- 1 reife Banane
- Pfannkuchenteig
- Rapsöl für in die Pfanne

Zubereitung:

1. Schäle die Banane und in acht etwa gleichgroße Sticks schneiden (erst einmal quer durchschneiden, dann die zwei Hälften längs vierteln).
2. Dann den Pfannkuchenteig nach meinem Grundrezept zubereiten.
3. Einen Schuss Rapsöl in eine kleine Pfanne geben und heiß werden lassen. Anschließend auf mittlere Hitze stellen.
4. Nun einen Bananenstick in den Pfannkuchenteig eintauchen, so dass er komplett damit überzogen ist. Dann in die heiße Pfanne legen.
5. Mit den anderen Sticks wiederholen. Die Sticks sollten von jeder Seite ungefähr drei Minuten in der Pfanne gebraten werden, so dass sie schön goldbraun werden.

Birchermüsli

Portionen: 2

Schwierigkeitsgrad: leicht

Zutaten

- 60 g ungeschälte Mandeln
- 40 g feine Vollkornflocken
- 1 Apfel
- 1 Banane
- 150 g Joghurt
- 100 g Trauben
- 70 g Blaubeeren
- 50 g Himbeeren

Zubereitung

1. Die Mandeln in einem Mixer fein schreddern, die Vollkornflocken dazu geben. Den Apfel waschen, vierteln, Kerngehäuse entfernen und in groben Stücken in den Mixer geben und aller pürieren.
2. Die Banane und das Joghurt dazu geben pürieren. In einer Schüssel mit den gewaschenen und halbierten Trauben sowie den Blaubeeren und Himbeeren mischen.

Frühstückswaffeln mit Avocado, Bacon, Tomaten und Spiegelei

Portionen: 10

Schwierigkeitsgrad: mittel

Zutaten

- 100 g saure Sahne
- 100 ml Milch (3,8 %)
- 4 Eier
- 50 ml Rapsöl
- 250 g Dinkelmehl
- 1 TL Backpulver
- 75 g geriebener Cheddar
- ½ Bund Schnittlauch, geschnitten (oder TK Schnittlauch)
- ½ bis 1 TL Paprika edelsüß oder rosenscharf
- 40 g (4) getrocknete Tomaten, in Öl eingelegt
- (Pfeffer, Salz)

Für den Belag

- ¼ Avocado
- 1 Ei
- etwas geriebenen Käse
- 2 bis 3 Cocktailtomaten
- 2 TL saure Sahne
- 2 bis 3 Scheiben Bacon
- Schnittlauch

Zubereitung

1. In einer großen Schüssel die saure Sahne mit Milch, Eiern und Rapsöl schaumig schlagen.
2. Nach und nach das Mehl mit Backpulver unterrühren bis ein glatter Teig entsteht.
3. Anschließend den geriebenen Käse, Schnittlauch sowie die Gewürze und die in Würfelchen geschnittenen getrockneten Tomaten unterrühren.
4. Das Waffeleisen vorheizen lassen, bis es richtig heiß ist. Ausreichend Teig einfüllen und die Waffeln etwa 5 Minuten backen lassen.
5. In der Zwischenzeit die Toppings vorbereiten. Hierfür in einer Pfanne den Bacon anbraten und in einer weiteren Pfanne die Spiegeleier brutzeln lassen. In der Speckpfanne dann die halbierten Tomaten für etwa 5 Minuten pro Seite anbraten. Die Avocado halbieren, Kern entfernen und in Spalten schneiden.
6. Zwischendrin nicht vergessen das Waffeleisen neu zu befüllen. Gestapelt halten die Waffeln schön warm. Wer mag kann aber auch den Ofen auf 100°C vorheizen und die Waffeln und alle fertig gebratenen Toppings in einer Auflaufform warm halten.

Grießschnitten

Portionen: 10

Schwierigkeitsgrad: mittel

Zutaten

- 85 g Dinkelgrieß
- 215 ml Milch *
- einen Hauch gemahlene Bourbon Vanille
- 75 g gemahlene Haselnüsse
- 1 Ei
- 1 Apfel
- Kokosöl der Bratöl
- (Salz und Zucker)
- *hier hatte ich einen Zahlendreher eingebaut, weshalb das Rezept bei manchen nicht funktioniert hat. Es werden etwa 200 bis 215 ml Milch benötigt.

Zubereitung

1. Lassen Sie die Milch mit etwas Vanillepulver in einem kleinen Topf aufkochen. Wenn sie kocht, schalten Sie die Platte aus, lassen Sie den Grieß einrieseln und rühren Sie ihn gründlich. Lassen Sie den Grieß einige Minuten quellen, bevor du ihn in eine kleine mit Backpapier ausgelegte Auflaufform/Blech gibst und glattstreichst. Nehmen Sie hierfür einen Teigschaber, befeuchten Sie den immer wieder mit kaltem Wasser, damit der Grieß nicht kleben bleibt und sich besser verteilen lässt. Streichen Sie die Maße etwa 0,5 - 1cm dick auf eine Größe von circa 20x18 cm aus und lassen Sie sie etwas abkühlen. Wenn du die Schnitten im Ofen machen möchtest, heizen Sie ihn auf 150°C vor.
2. Verquirlen Sie dann in einem Teller ein Ei und geben Sie es auf einen weiteren Teller etwas von den gemahlenen Haselnüssen.
3. Schneiden Sie die Grießmasse in gleichgroße Sticks. Das

geht auch leichter, wenn du das Messer immer wieder anfeuchtest. Sie bekommen aus dieser Menge 12 Stück heraus.

4. In der Pfanne: Lassen Sie in einer Pfanne das Öl heiß werden. Wenden Sie währenddessen Schnitte für Schnitte erst im Ei und dann in den Haselnüssen. Backen Sie bei mittlerre Hitze die Grießschnitten von jeder Seite etwa zwei bis drei Minuten, bis sie leicht bräunlich und knusprig sind.
5. Im Ofen: Backen Sie sie etwa 20 bis 25 Minuten bei 150° Ober-/Unterhitze, bis die Nüsse leicht geröstet sind.

Haferflockenmuffins

Portionen: 4

Schwierigkeitsgrad: leicht

Zutaten

- 2 große reife Bananen
- 60 g Haferflocken, fein
- 1 TL Backpulver
- 100 g Beeren (z.B. Himbeeren und Heidelbeeren)
- 1 Messerspitze Bourbon-Vanillepulver

Zubereitung

1. Zerdrücken Sie die Bananen mit einer Gabel.
2. Mischen Sie Haferflocken, Vanillepulver und Backpulver unter und heben Sie dann die Beeren vorsichtig unter.
3. Füllen Sie Teig in eine mit Papierförmchen bestückte Muffinform und backen Sie sie bei 180° C etwa 15 Minuten.

Kürbisbrot

Portionen: 12

Schwierigkeitsgrad: mittel

Zutaten

- 350 g Kürbispüree (dazu einfach 350 g Kürbis in Wasser gar kochen, abtropfen lassen und pürieren)
- 120 ml Wasser oder Pflanzenmilch
- 50 g Kokosöl oder Rapsöl
- 200 g Reisvollkornmehl (alternativ: jedes andere Mehl)
- 400 g Dinkelmehl oder Dinkelvollkornmehl
- ½ Würfel frische Hefe oder 1 Päckchen Hefe
- 1 Ei
- Wenn keine kleinen Kinder mitessen: 1 TL Zucker und 1 TL Salz

Zubereitung

1. Erwärmen Sie die Milch oder das Wasser leicht und lösen Sie die Hefe darin auf. Geben Sie dann beide Mehlsorten, Ei, Kokosöl sowie Kürbispüree dazu und kneten Sie relativ lange, bis ein sehr geschmeidiger Hefeteig entsteht. Lassen Sie diesen an einem warmen Ort ca. 1 Stunde gehen.
2. Legen Sie ihn dann auf ein mit Backpapier belegtes Backblech, formen Sie ihn zu einem Brotleib und lassen Sie ihn nochmal 1-3 Stunden an einem warmen Ort gehen.
3. Backen Sie dann das Brot ca. 45 Minuten auf 180 °C.
4. Es lässt sich toll in Scheiben einfrieren.

Milchreisschnitten

Portionen: 12

Schwierigkeitsgrad: mittel

Zutaten

- 500 ml Milch
- 250 g Milchreis
- Bourbon Vanillepulver
- Ceylon-Zimt
- 1 Apfel in Stücke geschnitten, geschält und gedünstet

Zubereitung

1. Lassen Sie die Milch in einem Kochtopf mit einer Prise Vanillepulver aufkochen. Rühren Sie dabei gelegentlich um und achten Sie darauf, dass die Milch nicht anbrennt.
2. Rühren Sie Milchreis mit einem Holzlöffel ein und stellen Sie die Temperatur direkt auf kleinste Hitze zurück. Lassen Sie den Milchreis mit geschlossenem Deckel vor sich hinköcheln und rühren Sie ihn gelegentlich um.
3. Stellen Sie den Herd nach 20 min. aus und lassen Sie den Milchreis 10 min. nachquellen.
4. Rühren Sie die gedünsteten Apfelstückchen oder anderes Obst und ½ - 1TL Zimt unter.
5. Streichen Sie ihn auf ein mit Backpapier ausgelegtes Blech und lassen Sie ihn etwa 1 cm hoch. Die Masse reicht je nach Blechgröße für ½ - ¾ Blech.
6. Backen Sie das Ganze bei 175°C 15 - 20 min.
7. Lassen Sie es etwas abkühlen und schneiden Sie die Schnitten in die gewünschte Größe.

Pinke Milchreisschnitten

Portionen: 12

Schwierigkeitsgrad: mittel

Zutaten

- 250 ml Haferdrink (oder Kuhmilch)
- 125 g Milchreis
- 100 g Fruchtpüree - Erdbeer oder Himbeer
- 40 g Himbeeren

Zubereitung

1. Bringen Sie in einem Topf den Haferdrink oder die Milch zum Kochen, lassen Sie den Milchreis einrieseln, rühren Sie um und reduzieren Sie die Hitze auf niedrigste Stufe.
2. Schließen Sie den Deckel und lassen Sie den Milchreis etwa 15 Minuten sanft köcheln und rühren Sie immer mal wieder um. Rühren Sie, wenn fast alle Milch verkocht ist, das Fruchtpüree unter und lassen Sie alles für weitere 5 Minuten weiterköcheln.
3. Stellen Sie dann den Herd aus und lassen Sie den Reis für 5 Minuten quellen. Heizen Sie den Backofen auf 175 °C vor, legen Sie ein Backblech mit Backpapier aus. Rühren Sie die Beeren vorsichtig unter und streichen Sie die Masse aufs Blech.
4. Machen Sie sehr dünne Schnitten und bilden Sie ein etwa 30 x 23 cm großes Rechteck aus der Masse und streichen Sie dies glatt.
5. Nach 15 bis 20 Minuten sind die Schnitten fertig, lassen Sie sie abkühlen und schneiden Sie sie danach nach Wunsch. Sie bekommen 24 Milchreisschnitten in der Größe von ca. 7-8 x 3-4 cm heraus.

Möhren-Flat-Bread

Portionen: 8

Schwierigkeitsgrad: leicht

Zutaten

- Für 1 Backblech
- 400 g Möhren
- 4 Eier
- 100 g Mandelmehl oder gemahlene Mandeln
- Optional: 1 Prise Salz, getrocknete Kräuter

Zubereitung

1. Schälen Sie die Karotten bei Bedarf und hacken Sie sie in einer Küchenmaschine. Alternativ können Sie die Karotten hacken. Die Eier verquirlen und alle drei Zutaten mischen.
2. Heizen Sie den Backofen auf 180 ° C vor.
3. Verteilen Sie Pergamentpapier auf dem Backblech und verteilen Sie die Mischung vor allem mit leicht feuchten Händen auf dem gesamten Backblech. Glätten Sie sie dann flach. Sie sollte etwa 3 bis 5 mm hoch sein. Verteilen Sie die Ränder nicht zu flach, sondern glätten Sie sie am besten mit einer Gebäckkarte. 25 Minuten backen, dann einige Minuten auf einem Tablett abkühlen lassen. Drehen Sie es um, ziehen Sie das Pergamentpapier vorsichtig ab und schneiden Sie es in dünne Scheiben..

Overnight Oats

Portionen: 2

Schwierigkeitsgrad: leicht

Zutaten

- 50 g 5-Kern-Flockenmischung oder Haferflocken
- 100 ml kaltes Wasser
- 150 g griechischer Joghurt oder Naturjoghurt
- 2 TL Cashewmus
- 2 TL Honig
- 15 g Cashewkerne, grob gehackt
- 10 g Leinsamen, geschrotet
- 200 g Erdbeeren
- 50 g Mango
- 100 g Orange

Zubereitung

1. Geben Sie die Hälfte der Scheiben in Glasbecher (mit Schraubverschlüssen), gießen Sie kaltes Wasser darauf und fügen Sie dann Joghurt hinzu.
2. 1 Teelöffel Honig und Nussbutter in jede Tasse geben und die Hälfte der Nüsse und Samen darüber streuen. Erdbeeren waschen und hacken. Schneiden Sie die Mango in kleine Würfel, schneiden Sie die Orange in dünne Scheiben und schneiden Sie sie dann in kleine Stücke. Gießen Sie die Hälfte der Früchte in jedes Glas und schrauben Sie es fest.
3. Das Müsli über Nacht (mindestens 8 Stunden) in den Kühlschrank stellen.

Einfaches Pfannkuchen Grundrezept

Portionen: 8

Schwierigkeitsgrad: leicht

Zutaten

- 250 ml Buttermilch
- 2 Eier
- 30 g Butter
- 180 g Mehl (Dinkel oder Weizen)
- 1 TL Backpulver
- (Nach Bedarf 1 Msp. Salz)
- 1 TL ÖL

Zubereitung

1. Zuerst Buttermilch mit 2 Eiern verquirlen. Dann schmelzen Sie langsam die Butter in der Pfanne, in der Sie die Pfannkuchen backen möchten. Rühren Sie auch die Butter in die Buttermilch.
2. Mehl und Backpulver in einer Schüssel mischen. Fügen Sie die Buttermilchmischung hinzu und mischen Sie alles schnell, aber nicht zu lange. Je länger Sie den Teig umrühren, desto weniger locker sind die Pfannkuchen.
3. Pinseln Sie die Pfanne mit ½ Teelöffel Öl oder weniger, da die Butter im Teig verhindert, dass die Pfannkuchen an der beschichteten Pfanne haften bleiben. Bei mittlerer Hitze 3 Pfannkuchen gleichzeitig backen. Etwa 3 Minuten auf jeder Seite.

Pfannkuchen-Obst-Spieße

Portionen: 7 Spieße

Schwierigkeitsgrad: leicht

Zutaten

- 30 g Butter
- 250 ml Buttermilch
- 2 Eier
- 180 g Dinkelmehl Type 630
- 1 TL Backpulver
- 1 EL Öl
- Obst nach Wunsch wie z.B.:
- Kiwi
- Pflaumen
- Banane

Zubereitung

1. Die Butter in einem Topf bei schwacher Hitze schmelzen. In einer hohen Rührschüssel Buttermilch und Eier mit einem Schneebesen vermischen. Fügen Sie die Butter hinzu und rühren Sie schnell um.
2. Mehl und Backpulver hinzufügen und schnell umrühren.
3. 1/2 Esslöffel Öl im selben Topf erhitzen und nach und nach in 25 kleine Pfannkuchen braten. Jeder Pancka-Ke dreht sich nur einmal.
4. Ordnen Sie die abgekühlten Pfannkuchen und die verschiedenen Fruchtstücke abwechselnd auf den Kebabs an.

Quarkbrötchen

Portionen: 12

Schwierigkeitsgrad: leicht

Zutaten

- 250g Quark
- 280g Dinkelmehl (ich habe das 1030er verwendet)
- 1 Päckchen Backpulver
- 1 Ei
- (Salz)
- (Sonnenblumenkerne, Kürbiskerne, Sesam, Mohn)

Zubereitung

1. Den Backofen auf 175 ° C vorheizen und das Backblech mit Backpapier abdecken.
2. Sie geben alle Zutaten in die Schüssel. Verwenden Sie einen Holzlöffel, um Quark, Mehl, Backpulver und Eier zu mischen. Sie können wählen, etwas Salz hinzuzufügen. Sie brauchen ein paar Minuten Geduld, um alle Zutaten miteinander zu mischen. Dann knetete ich es einige Minuten lang mit meinen Händen weiter, um es sehr gut zu mischen. Der Teig sollte nicht zu klebrig sein und vollständig vom Boden der Schüssel fallen. Wenn er dies nicht tut, kann er mehr Mehl hinzufügen.
3. Bilden Sie eine kleine Kugel und drücken Sie sie dann vorsichtig flach auf das Backblech. Nach dem Backen wird die Rolle richtig angehoben. Mein Volumen ist sehr groß geworden. Sie können die Größe auch an die Münder großer und kleiner Esser anpassen.
4. Wenn Sie möchten, können Sie jetzt weitere Samen oder Samen zum Volumen hinzufügen. Ich habe es nicht für K getan, weil ich befürchtet hatte, sie würde es ersticken. Dann die Brötchen in kleine Stücke schneiden und mit hausgemachter Nussbutter, Frischkäse oder Avocado servieren.
5. Backen Sie die Brötchen im mittleren Regal, bis sie goldbraun sind. Es dauert ungefähr fünfzehn bis zwanzig Minuten.

Dattella

Portionen: 2

Schwierigkeitsgrad: leicht

Zutaten

- 80ml Wasser
- 75g Datteln, ungeschwefelt und ungesüßt
- 100g ganze oder gemahlene Haselnüsse
- 2 EL Kokosöl
- 1 bis 2 EL Carob
- (Vanille nach Geschmack)

Zubereitung

1. Die Datteln mindestens eine Stunde in Wasser einweichen. Wenn Sie morgens frische Nudeln zubereiten möchten, können Sie diese auch am Abend zuvor ins Wasser geben.
2. Nach dem Einweichen Datum und Flüssigkeit in einen Hochleistungsmixer geben. Sie fügen Kokosöl und einen kleinen Johannisbrotbaum hinzu (es ist besser, zuerst etwas weniger und dann mehr hinzuzufügen). Wenn Sie ganze Haselnüsse verwenden möchten, rösten Sie sie kurz in einem kleinen Topf. Wenn es nicht geschält wird, kann es leicht durch Reiben entfernt werden. Fügen Sie Nüsse zu anderen Zutaten hinzu.
3. Schalten Sie den Mixer ein und dann den Strom aus. Sie müssen immer eine kurze Pause einlegen und dann das schwere Objekt, das hochgeworfen wird, nach unten drücken, damit es wirklich alles gut mischen und in kleine Stücke schneiden kann. Du brauchst wirklich ein bisschen Geduld. Wenn das Datum nicht cremig genug ist, können Sie etwas Flüssigkeit hinzufügen. Aber sei nicht zu schlampig und lass den Mixer zuerst die Arbeit machen. Sie können mehr Johannisbrot- und Vanillearomen hinzufügen.
4. Sie können auch einen Stabmixer verwenden, um Dattella herzustellen. Dann sollten Sie anstelle der gesamten Nuss gemahlene Nüsse verwenden.

Süßkartoffelhörnchen

Portionen: 4

Schwierigkeitsgrad: leicht

Zutaten

- 150 g Milch (auch Pflanzen- oder Nussmilch oder Wasser)
- 50 g Butter
- 1 Süßkartoffel à ca. 300 g
- 350 g Dinkelmehl Type 630
- 150 g Dinkelvollkornmehl
- 2 Eier
- ½ Würfel Hefe oder 1 Pck. Trockenhefe
- Optional: 1 Prise Salz und 1 EL Zucker

Zubereitung

1. Schälen Sie die Süßkartoffeln und schneiden Sie sie in 1 cm große Stücke. Kochen Sie ein wenig Wasser in einem luftdichten Topf, lassen Sie es abtropfen und zerdrücken Sie es zu einem Püree. Auf einen Teller oder eine Schüssel geben, damit das Püree schneller abkühlt.
2. In einem kleinen Topf Milch und Butter zusammen erhitzen, um die Butter zu schmelzen. Lass die beiden Leute sich beruhigen. In einer Rührschüssel Mehl, Eier und Hefe zur Butter-Milch-Mischung geben und mit dem Knethaken des Handmixers kneten. Fügen Sie das Süßkartoffelpüree in Chargen hinzu und kneten Sie es mindestens 5 Minuten lang, bis ein sehr glatter Hefeteig entsteht.
3. Legen Sie den Hefeteig etwa 1 Stunde lang an einen warmen Ort. Zwei Backbleche mit Pergamentpapier auslegen und den Backofen auf 180 Grad vorheizen.
4. Schneiden Sie den Teig in zwei Hälften und rollen Sie ihn dann auf einer Arbeitsfläche, die vollständig mit Mehl bedeckt ist, zu einem Kreis. Bestäuben Sie die Oberfläche dünn mit Mehl, damit der Teig gut ausgerollt werden kann. Teilen Sie den Kreis mit dem Pizzaschneider in 12 Pizzastücke. Rollen Sie die separat erstellten Dreiecke von der breiten Seite auf und platzieren Sie sie auf der Zeichnung. Sie können wählen, ob Sie mit Milch oder Eigelb bürsten möchten.
5. Etwa 20 Minuten backen und dann vollständig abkühlen lassen.

Vegane Pancakes mit Dinkelmehl

Portionen: 6

Schwierigkeitsgrad: leicht

Zutaten

- 200g Dinkelmehl (frisch gemahlen)
- 250ml Hafermilch
- 1 EL Apfelmus
- 1Tl Apfelessig
- 3 gehäufte TL Backpulver
- Etwas Vanillemark oder gemahlenen Ceylon-Zimt
- Rapsöl für die Pfanne

Zubereitung

1. Hafermilch mit Apfelmus und Apfelessig in einer kleinen Schüssel mischen. Dann nach und nach (gesiebtes) Mehl und Backpulver hinzufügen und mischen. Gut mischen, um Klumpen zu vermeiden. Zum Schluss verfeinern Sie das Ganze mit etwas Zimtpulver oder Vanille (oder einer Prise Bourbon-Vanille-Pulver).
2. Einige Leute sagen, wenn Sie den Teig eine halbe Stunde ruhen lassen (andere sagen sogar ein oder zwei Stunden), schmecken die Pfannkuchen besser und haben eine bessere Konsistenz. Den Teig ausdehnen lassen. Dies bedeutet, dass sich Gluten mit Wasser zu Klebreisprotein verbindet und die Elastizität des Teigs besser wird. Da ich von Natur aus ein sehr ungeduldiger Mensch bin, mache ich das (fast) nie und muss sofort Pfannkuchen backen. Bisher schmecken alle Pfannkuchen und Pfannkuchen sehr lecker, weder zäh noch zu eng.
3. Wenn die Pfanne heiß ist, etwas Öl hinzufügen. Stellen Sie den Teller dann wieder auf mittlere Hitze und fügen Sie je nach Größe der Pfanne drei oder vier kleine Teige nebeneinander hinzu. Sie backen die veganen Pfannkuchen auf beiden Seiten ca. 3 Minuten lang. Sie sollten außen braun, innen aber nicht zu trocken sein.

Feigenauflauf mit Haferflocken

Portionen: 10

Schwierigkeitsgrad: leicht

Zutaten

- 1 EL gemahlene Leinsamen
- 3 EL Wasser
- 4 Feigen
- 1 Msp. Gemahlene Vanille
- 1 EL Zitronensaft
- 100 g Haferflocken (grob oder fein)
- ½ TL Backpulver
- (Bei Kindern ab 1 Jahr: 1 Prise Salz und 1 EL Ahornsirup)
- 200 ml Pflanzenmilch oder Nussmilch
- Für das Topping:
- z.B. Mandelblättchen, Kokosflocken
- Frische Früchte, z.B. Erdbeeren oder Blaubeeren

Zubereitung

1. Leinsamen mit Wasser mischen und 30 Minuten stehen lassen. Gleichzeitig den Auflauf mit einem Tropfen Öl bestreichen. Die Feigen in dünne Scheiben schneiden, mit Vanille und Zitronensaft mischen und in eine Auflaufform geben. Haferflocken und Backpulver mischen und bei Bedarf Salz hinzufügen. Auf Feigen verstreuen.
2. Pflanzenmilch mit Leinsamen mischen und bei Bedarf Ahornsirup hinzufügen. Haferflocken langsam darüber streuen. Aus diesem Grund ist es wichtig, dass Leinsamen Zeit zum Einweichen haben.
3. Heizen Sie den Backofen auf 190 ° vor. Hier 5 Minuten vorheizen ist genug. Streuen Sie einige Mandelblättchen oder Kopra auf den Auflauf. Backen Sie für ungefähr 35 Minuten. Gleichzeitig können Sie Obst zubereiten und mit dem Auflauf essen.

Süßes (43)

Apfeltaschen ohne Zucker

Portionen: 10

Schwierigkeitsgrad: mittel

Zutaten

- 250 g Dinkelmehl
- 1 gehäufter TL Trockenhefe
- 1 Ei
- 100 ml lauwarme Milch
- 2 Äpfel
- 20 g gemahlene Haselnüsse
- 40 Rosinen
- Eigelb oder Milch zum Bepinseln

Zubereitung

1. Mischen Sie warme Milch mit Hefe und Eiern, fügen Sie dann nach und nach Mehl hinzu und kneten Sie alles zu einem Teig. Ich lasse es immer gerne Küchenmaschinen machen.
2. Wenn der Teig zu klebrig ist, können Sie etwas mehr Mehl hinzufügen. Wenn es zu trocken ist, fügen Sie etwas Milch hinzu. Es sollte aber leicht klebrig sein, sonst ist es nach dem Backen zu trocken.
3. Kneten Sie den Hefeteig 10 Minuten lang und rühren Sie ihn dann 45 Minuten lang an einem warmen Ort um.
4. Schälen Sie gleichzeitig den Apfel und schneiden Sie ihn in kleine Quadrate. In einer Pfanne oder Schüssel mit etwas Wasser können Sie alles im Herd oder in der Mikrowelle kochen. Der Apfel sollte schön weich sein, aber nicht matschig. Jetzt mischen Sie die Rosinen und Haselnüsse.
5. Teilen Sie ein kleines Stück Teig (ungefähr so groß wie ein Tischtennisball) und ziehen Sie es dann mit den Fingerspitzen in einen Kreis. Sie können den Teig auch mit einem Stock auf dem Teig verteilen. Stellen Sie sicher, dass der Teig nicht zu flüssig ist, da er sonst beim

Füllen des Teigs zerbricht.

6. Nun können Sie auf dem mit Backpapier ausgelegten Backblech die Tasche füllen, dann zusammenfalten und die Kanten mit einer Gabel zusammenpressen, um sie zu schließen.
7. Dann habe ich die Knödel mit etwas Milch bestrichen (weil ich keine Eier habe).
8. Stellen Sie die Tabletts nacheinander auf das mittlere Regal des Ofens und erhitzen Sie sie Ober- und Unterhitze etwa 15 Minuten lang auf 200 ° C.

Apfel-Gries-Waffeln ohne Zucker

Portionen: 8

Schwierigkeitsgrad: mittel

Zutaten

- 200 g Dinkelmehl
- 200 g Dinkelgries
- 3 Eier
- 125 g Butter, geschmolzen
- 75 g Rapsöl
- 360 ml Milch (auch Pflanzen- oder Nussmilch)
- Zimt
- 3 Äpfel (ca. 450 g)

Zubereitung

1. Äpfel waschen und mahlen.
2. Mehl und Grieß mit Zimtpulver in einer Schüssel mischen. Fügen Sie langsam die geschmolzene Butter und das Öl hinzu und mischen Sie dann alles zusammen. Rühren Sie die Eier allmählich um, mischen Sie dann den Teig und die Milch gründlich. Den Apfel unterheben.
3. Lassen Sie das Waffeleisen vorheizen. Mein Bügeleisen muss nicht geschmiert werden. Bei Bedarf kann das Bügeleisen leicht geschmiert werden.
4. Gießen Sie drei bis vier Esslöffel Teig ein und lassen Sie die Waffeln einige Minuten backen (mittlere Hitze). Die Backzeit hängt von der Stärke des Eisens ab.

Apfelkekse

Portionen: 15

Schwierigkeitsgrad: leicht

Zutaten

- 2 Äpfel
- 2 EL Leinsamen (geschrotet)
- 150 ml Hafermilch (alternativ Nuss- oder Getreidemilch, Wasser)
- 50 ml Kokosöl (geschmolzen)
- 250 g Mehl (150 g Weizen- und 100g Dinkelvollkornmehl)
- 1 TL Backpulver

Zubereitung

1. Äpfel waschen und mahlen.
2. Mehl und Grieß mit Zimtpulver in einer Schüssel mischen. Fügen Sie langsam die geschmolzene Butter und das Öl hinzu und mischen Sie dann alles zusammen. Rühren Sie die Eier allmählich um, mischen Sie dann den Teig und die Milch gründlich. Den Apfel unterheben.
3. Lassen Sie das Waffeleisen vorheizen. Mein Bügeleisen muss nicht geschmiert werden. Bei Bedarf kann das Bügeleisen leicht geschmiert werden.
4. Gießen Sie drei bis vier Esslöffel Teig ein und lassen Sie die Waffeln einige Minuten backen (mittlere Hitze). Die Backzeit hängt von der Stärke des Eisens ab.

Apfelwaffeln ohne Zucker

Portionen: 10

Schwierigkeitsgrad: mittel

Zutaten

- 100 g gemahlene Mandeln
- 150 g Dinkelmehl
- 1,5 TL Backpulver
- ½ TL Zimt
- 1 Msp. Vanillepulver
- 3 Eier
- 40 g Datteln
- 400 g Apfelmus ohne Zucker
- 50 g Kokosöl oder natives Pflanzenöl
- 70 ml Milch, Wasser, Pflanzen- oder Nussmilch

Zubereitung

1. Kombinieren Sie alle trockenen Zutaten in einer Schüssel.
2. Machen Sie feines Pulver mit Eiern, Datteln, Kokosöl, Apfelmus und Milch.
3. Die trockenen und flüssigen Zutaten werden schnell miteinander vermischt und dann immer wieder in einem Waffeleisen gebacken.

Apfelwölkchen

Portionen: 12

Schwierigkeitsgrad: mittel

Zutaten

- 100g Butter
- Mark einer halben Vanilleschote oder eine Messerspitze Bourbon Vanillepulver
- 2 Eier
- 250g Mehl
- 3 TL Backpulver
- 2 Äpfel oder Apfelmus, ca. 10 große Esslöffel
- (40g Zucker, wenn du für die Großen backen und Zucker hinzugeben möchtest)
- wenn Äpfel verwendet werden außerdem etwas Wasser oder Milch

Zubereitung

1. Rühren Sie die Butter in einer großen Schüssel mit einem Handmixer (ggf. mit Zucker) um, bis sie schäumt.
2. Eier hinzufügen und erneut umrühren.
3. Mehl und Backpulver mischen und gut umrühren. Wenn Sie kein Apfelmus verwenden, geben Sie etwas Milch oder Wasser hinzu, damit der Teig nicht zu hart wird.
4. Schneiden Sie den Apfel in kleine Quadrate und falten Sie ihn. Wenn Sie Apfelmus verwenden, verarbeiten Sie ihn zusammen mit anderen Zutaten zu einer einheitlichen Masse. Je nach Grad des Flüssigkeitsflusses benötigen Sie ihn mehr oder weniger. Es sollte schwierig sein, den Teig vom Löffel zu fallen.
5. Mit einem kleinen Löffel auf ein mit Backpapier ausgelegtes Backblech legen und auf dem mittleren Rost bei 200 ° C ca. 10 Minuten goldbraun backen.

Apfel Zupfbrot

Portionen: 16

Schwierigkeitsgrad: mittel

Zutaten

- Teig:
- 220 g lauwarme Milch
- ½ Würfel Hefe
- 80 g weiche Butter
- 1 Ei
- 550 g Weizenmehl
- Wenn nur Erwachsene mitessen: 500 g Mehl und 50 g Zucker + ½ TL Salz
- Füllung:
- 50 g Butter
- 3 Äpfel (ca. 400 g insgesamt)
- 3 EL Zucker + 1 TL Zimt

Zubereitung

1. Hefe und Butter in warmer Milch auflösen. Fügen Sie Mehl und Eier hinzu und kneten Sie es einige Minuten lang zu einem glatten Teig, vorzugsweise mit Ihren Händen oder einer Küchenmaschine. Mit einem feuchten Tuch abdecken und ca. 1 Stunde stehen lassen.
2. Butter als Füllung schmelzen. Waschen Sie die Äpfel und mahlen Sie sie auf der Haut. Mischen Sie Zimt und Zucker. Den Backofen auf 180 ° C vorheizen.
3. Den ca. 4 mm dicken Teig auf der mit Mehl bedeckten Arbeitsfläche ausstechen. Butter darauf verteilen, bei Bedarf mit Zimt und Zucker bestreuen. Schneiden Sie dann mit einem Pizzaschneider in Quadrate von 7 x 7 cm. Dann die geriebenen Äpfel auf dem Platz verteilen. Platzieren Sie jetzt immer ein Quadrat über dem anderen, bis Sie 6-7 quadratische Türme haben. Legen Sie diese Säule in eine gefettete Federform und setzen Sie die Verarbeitung fort, bis alle Quadrate aufgebraucht sind. Im Ofen etwa 30 Minuten backen, damit das Brot nicht zu dunkel wird. Aus dem Ofen nehmen, abkühlen lassen und pflücken.

Bananen-Erdnuss-Cookies

Portionen: 20

Schwierigkeitsgrad: leicht

Zutaten

- 2 sehr reife Bananen
- 150 g Haferflocken
- 50 g Erdnussbutter / Erdnussmus (pur, ohne Zucker)
- 4 getrocknete Aprikosen

Zubereitung

1. Heizen Sie den Ofen auf eine obere / untere Hitze von 180 ° C vor. Ein Backblech mit Pergamentpapier auslegen. Die Banane schälen und mit einer Gabel zerdrücken. Die Mandeln sehr fein schneiden. Verwenden Sie einen Stabmixer, um Haferflocken, Bananen, Erdnussbutter und Aprikosen in einer Schüssel zu mischen. Der Teig muss gut gemischt werden, damit sich die Erdnussbutter ausbreiten kann.
2. Formen Sie mit leicht feuchten Händen etwa 20 kleine Taler. 13 Minuten backen, dann vor dem Lagern in einer Keksdose vollständig abkühlen lassen.
3. Bei Bedarf können Sie sie mit Zimtpulver und Vanille verfeinern.

Geburtstagskuchen ohne Zucker

Portionen: 14

Schwierigkeitsgrad: schwer

Zutaten

- Für den Teig:
- 50 ml Milch
- 20 g Datteln
- 4 Bananen
- 1 TL Zitronensaft
- 150 g Butter, weich
- 1 Ei
- Vanille
- 200 g Mehl
- 100 g gemahlenen Mandeln (oder Kokosraspeln)
- 1 TL Backpulver
- Für das Fruchtmus:
- 1 Mango
- Saft einer Limette
- Wasser
- 3 TL Speisestärke
- Heidelbeeren
- Trauben
- Für die Heidelbeerbutter:
- Butter
- etwas Sahne
- Heidelbeeren
- Minze oder Basilikum

Zubereitung

1. Die Datteln müssen in etwas Flüssigkeit (Milch oder Wasser) getaucht werden, damit sie püriert werden können. Zwei Stunden sind genug. Ich habe es nur kurz eingeweicht, damit der Jujube-Geschmack intensiver ist.
2. In einer tiefen Schüssel die Banane mit einer Gabel fein zerdrücken, 1 Teelöffel Zitronensaft und rote Dattelmilch hinzufügen und umrühren.

3. In einer Rührschüssel die weiche Butter schaumig schlagen und die Eier schaumig rühren. Fügen Sie ein wenig Vanillepulver hinzu, um zu schmecken.
4. In einer anderen Schüssel das Mehl mit Mandeln und Backpulver mischen. Nun abwechselnd die Mehlmischung und die Bananenmischung unter den Teig rühren. Es entsteht ein zäher, schwer vom Löffel fallender Teig,
5. Wenn der Teig zu hart ist, können Sie mehr Flüssigkeit reinrühren.
6. In der K-Form dauert das Kochen Ober/- und Unterhitze von 160 ° ca. 40 Minuten.
7. Für Fruchtpüree: Für Mangopüree die Mango schälen, in kleine Stücke schneiden, in einen kleinen Topf geben und einen Limettensaft hinzufügen. Mit etwas Wasser abdecken und bei mittlerer Hitze 15 bis 20 Minuten köcheln lassen.
8. Mit einem Handmixer gleichmäßig umrühren und dann wieder auf den Herd stellen. Alles kochen und eine Mischung aus 3 Teelöffeln Wasser und 3 Teelöffeln Maisstärke hinzufügen (glattrühren). Etwa 2 Minuten köcheln lassen, dabei ständig umrühren. Nehmen Sie es aus dem Ofen.
9. Heidelbeeren und Traubenscheiben umrühren, alles abkühlen lassen.
10. Für die Buttercreme: Die Menge muss entsprechend der Anzahl der zu bedeckenden Kuchen ausgewählt werden. Wir haben nur etwa 50 Gramm Butter, ein wenig Sahne und ein paar Blaubeeren gegessen. Verwenden Sie einen Stabmixer, um alles zu zerhacken.
11. Schneiden Sie den abgekühlten Kuchen in zwei Hälften und legen Sie die obere Hälfte beiseite. Um die Füllung des Kuchens zu verbessern, die untere Hälfte mit einem Messer aushöhlen. Dann die Mangofüllung verteilen und darauflegen. Streuen Sie Blaubeerbuttercreme auf die Außenseite und streuen Sie dann Fruchtpüree auf den Kuchen. Dekoriert mit Obst und Basilikum oder Minzblättern.

Bananenmuffins ohne Zucker

Portionen: 15

Schwierigkeitsgrad: leicht

Zutaten

- 2 Eier
- 2 reife Bananen
- 100 ml Milch
- 150 g Dinkelmehl
- 1 TL Backpulver
- Früchte oder Nüsse nach Lust und Laune

Zubereitung

1. Die Banane schälen, in kleine Stücke schneiden und mit einer Gabel in einer Schüssel zerdrücken.
2. Mischen Sie die Eier und die Milch, fügen Sie Bananen hinzu und fügen Sie dann nach und nach Mehl und Backpulver hinzu.
3. Gut mischen.
4. Zum Schluss die Früchte oder Nüsse unterheben, alles in eine Muffinform geben und ca. 15 bis 20 Minuten bei 180°C Ober- und Unterhitze backen.

Bananenwaffeln ohne Zucker

Portionen: 4

Schwierigkeitsgrad: leicht

Zutaten

- 1 Ei
- 50 ml Rapsöl / Bratöl / Kokosöl
- 1 braune Banane
- 100 g Dinkelmehl / Weizenmehl
- 50 ml Pflanzenmilch / Nussmilch / Kuhmilch / Wasser
- 0,5 TL Backpulver

Zubereitung

1. Die Banane schälen und mit einer Gabel fein zerdrücken.
2. Verwenden Sie in einer Schüssel einen Besen, um die Eier und das Öl gut zu mischen. Fügen Sie Bananen hinzu und mischen Sie gut. Flüssigkeit hinzufügen und gut mischen.
3. Mehl und Backpulver hinzufügen und schnell mischen, um einen glatten Teig zu bilden.
4. Setzen Sie das heiße Waffeleisen ein.
5. Es gibt 4 kleine Waffeln oder 3 große Waffeln.

Bananenwölkchen

Portionen: 10

Schwierigkeitsgrad: leicht

Zutaten

- Für etwa 10 Wölkchen brauchst du
- 2 mittelgroße reife Bananen
- 60 g Dinkelmehl
- 40 g Rosinen
- 2 TL Backpulver
- optional etwas Bourbon Vanillepulver oder Vanillemark

Zubereitung

1. In einer Schüssel die Banane mit einer Gabel zerdrücken.
2. Streuen Sie Mehl und Backpulver darüber und rühren Sie alle Lebensmittel mit einer Gabel gründlich um.
3. Dann die Rosinen hinzufügen.
4. Dann den Teig in kleinen Stapeln auf ein mit Backpapier ausgelegtes Backblech legen.
5. Beim Backen gehen sie auf und bilden kleine Wolken.
6. Nach ca. 15 Minuten bei 175 °C sind die Wölkchen fertig.

Beerenschnecken ohne Zucker

Portionen: 14

Schwierigkeitsgrad: leicht

Zutaten

- 200 ml Milch (Nussmilch, Pflanzenmilch, Wasser)
- 1 Ei
- 80 g weiche Butter
- 3-5 Datteln
- ½ -1 Würfel Hefe
- 500 g Dinkelmehl Type 630
- (Für Erwachsene 1 EL Zucker + ½ TL Salz zufügen)
- ca. 125 g Beerenpüree
- Zimt
- (Für Erwachsene 1 EL Zimt und Zucker gemischt)

Zubereitung

1. Geben Sie die Milch in den Topf und lassen Sie die Datteln etwa 10 Minuten oder länger darin einweichen. Dann das fein pürieren. Erhitzen Sie die Milch, bis sie nicht mehr kalt oder heiß ist, und fügen Sie dann Hefe und Butter hinzu. 5 Minuten stehen lassen. Dann Mehl und Eier dazugeben und mindestens 5 Minuten kneten.
2. Den Hefeteig abdecken und ca. 1 Stunde stehen lassen.
3. Für Beerenpüree die Beeren zu einer Paste verarbeiten und gegebenenfalls durch ein Sieb passieren, damit die kleinen Partikel nicht mehr vorhanden sind.
4. Den Backofen auf 180 °C vorheizen. Den Hefeteig auf der Oberfläche mit Mehl ausrollen, mit Beerenpüree bestreichen und mit Zimtpulver bestreuen. Aufrollen und in 4 cm breite Stücke schneiden. Legen Sie es in eine Auflaufform mit Backpapier ausgelegt und backen Sie sie für 25 Minuten.

Blaubeer-Joghurt-Eis

Portionen: 6

Schwierigkeitsgrad: leicht

Zutaten

- 150 g Blaubeeren
- 170 g griechischer Joghurt

Zubereitung

1. Blaubeeren waschen und beiseite stellen. Mach den Rest. Joghurt cremig rühren. Wechseln Sie nun abwechselnd Joghurt und Blaubeerpüree ab und fügen Sie gelegentlich Blaubeeren in die Mitte. Natürlich können Sie auch Fruchtpüree und Joghurt vormischen.
2. Der Spritzbeutel eignet sich zum Schichten, sodass keine Fehler auftreten. Frieren Sie das Eis jetzt mindestens 4 Stunden lang ein, vorzugsweise länger.
3. Wenn Sie es nicht sofort aus der Form nehmen können, halten Sie es kurz in heißes Wasser, das Eis löst sich sofort auf.

Waffeln mit Beeren

Portionen: 8

Schwierigkeitsgrad: mittel

Zutaten

- 125 g Blaubeeren
- 75 g Butter
- 60 g Zucker
- 3 Eier
- 1 Msp. Vanillepulver
- 190 g Dinkelmehl
- 1 TL Backpulver
- 150 ml Flüssigkeit (bei mir Sojamilch, aber es geht jede andere Milch oder Wasser)

Zubereitung

1. Blaubeeren waschen und verlesen. Die Butter in einem Thermomix oder einem kleinen Topf schmelzen. Fügen Sie Zucker, Eier, Vanille, Mehl, Backpulver und Flüssigkeit hinzu und kneten Sie es dann schnell zu einem glatten Teig. Mit Thermomix auf Stufe 4 10 Sekunden lang mischen, andernfalls bis zu 30 Sekunden lang mit der Küchenmaschine mischen.
2. Blaubeeren hineinlegen. Das Waffeleisen vorheizen und die Waffeln nach und nach backen.

Süße Hirsebällchen

Portionen: 30

Schwierigkeitsgrad: leicht

Zutaten

- 125 g Hirse
- 250 ml Milch (wir haben Kuhmilch verwendet, Getreidedrink geht aber auch)
- 35 g Rosinen
- 15 g Datteln
- 20 g Haferflocken, fein
- Zimt
- Haselnüsse, gemahlen

Zubereitung

1. Waschen Sie die Hirse mit kaltem Wasser und kochen Sie sie dann mit 250 ml Milch. Eine Weile kochen und regelmäßig umrühren.
2. Fügen Sie Rosinen, gehackte Datteln und Haferflocken hinzu und lassen Sie das Essen 10 Minuten lang einweichen.
3. Fügen Sie bei Bedarf Zimt hinzu.
4. Wenn es allmählich abgekühlt ist, verwenden Sie bitte nasse Hände, um daraus kleine Kugeln zu machen, und wälzen Sie sie gegebenenfalls gemahlene Haselnüssen.

Erdbeer-Scones mit Kokos und ohne Zucker

Portionen: 10

Schwierigkeitsgrad: leicht

Zutaten

- 320 g Mehl (ich nehme 250 g Dinkelvollkorn und 70 g Dinkelmehl Type 630)
- 3 TL Backpulver
- 60 g gewürfelte, sehr kalte Butter (Alsan geht auch)
- 1 Ei
- 80 ml Flüssigkeit (Buttermilch, Pflanzen oder Nussmilch)
- 40 g Kokosraspel
- 125 g Erdbeeren

Zubereitung

1. Waschen Sie die Erdbeeren (vorzugsweise in stillem Wasser) und hacken Sie sie grob. Den Backofen auf 200 ° C vorheizen. Ein Backblech oder Backblech mit Backpapier auslegen.
2. Mehl und Backpulver in eine große Schüssel geben. Fügen Sie die Butter hinzu und verarbeiten Sie sie mit den Fingerspitzen zu Mehl - bis eine krümelige Mischung entsteht. Die Erdbeeren und die halbgetrocknete Kokosnuss von Hand in dünne Scheiben schneiden. Fügen Sie die Eier und die Flüssigkeit hinzu und mischen Sie mit dem Teighaken des Handmixers schnell (am besten von Hand weiter mischen), bis der Teig zusammenklebt. Je länger die Rührzeit ist, desto fester und fester werden die Scones.
3. Formen Sie nun den ca. 3 cm hohen Teig in kompakte Stücke. Sie können Scones mit einem bemehlten Dessertring ausschneiden oder einfach mit einer Teigkarte in 8-10 Stücke teilen.Wenn sie sich berühren, öffnen sie sich besser. Die restliche Kokosnuss darüber streuen.
4. Backen Sie die Scones ca. 18 Minuten lang.

Erdbeereis selber machen

Portionen: 2

Schwierigkeitsgrad: leicht

Zutaten

- 200 g TK-Erdbeeren
- 1 reife Banane
- 50 g Kokosjoghurt oder Naturjoghurt

Zubereitung

1. Die Erdbeeren in einen Mixer geben und 3 Minuten antauen lassen.
2. Die Banane schälen, in kleine Stücke schneiden und dann hinzufügen. Fügen Sie Joghurt hinzu und pürieren Sie das gesamte Essen etwa 30 Sekunden lang.
3. Essen Sie das cremige Eis sofort oder gießen Sie es in die Stilform und frieren Sie es 2 Stunden lang ein.

Pfirsich-Pfannkuchen mit Kokosmehl

Portionen: 8

Schwierigkeitsgrad: leicht

Zutaten

- 50 g Butter
- 300 g Milch (Hafermilch, Kuhmilch, Mandelmilch oder Wasser)
- 2 Eier
- 130 g Dinkelvollkornmehl
- 70 g Kokosmehl
- (oder 200 g Mehl eurer Wahl)
- 1 gehäufter TL Backpulver
- 2 Pfirsiche

Zubereitung

1. Butter in einem kleinen Topf schmelzen, dann mit Milch und Eiern umrühren. Mischen Sie das Mehl mit dem Backpulver und rühren Sie die Milch schnell ein.
2. Pinseln Sie die Pfanne mit 1-2 Tropfen Frittieröl und backen Sie dann 3 kleine Pfannkuchen gleichzeitig. Pfirsiche waschen und in winzige Teile schneiden. Als die Pfannkuchen schon in der Pfanne waren, ordnete ich die Spalten sternförmig an und drückte sie dann leicht in den Teig.
3. Drehen Sie den Pfannkuchen nur einmal. Dies sollte erfolgen, wenn sich oben kleine Blasen bilden.

Pflaumenmuffins ohne Zucker

Portionen: 12

Schwierigkeitsgrad: mittel

Zutaten

- 300 g Pflaumen (frisch, ohne Kerne etwa 250g9q
- 190 g Dinkelmehl (Vollkorn, frisch gemahlen)
- 90 g Weizenmehl
- 2 TL Backpulver
- ½ TL Natron
- Zimt
- 65 g gemahlene Haselnüsse
- 1 Ei
- 2 TL Dattelsirup
- 80 ml Rapsöl (oder Butter)
- 250 g Buttermilch

Zubereitung

1. Den Backofen auf 180 °C (obere / untere Hitze) vorheizen und die Muffinform einfetten. Alternativ können Sie das Backpapier ausschneiden und die Formen darin ausrichten. Ich denke, das erspart die Mühe, den restlichen Teig abzuspülen. Wenn Sie eine Silikonform haben, legen Sie diese direkt auf das Blech oder Rost.
2. Waschen Sie die Pflaumen, entfernen Sie die Stängel und schneiden Sie sie in zwei Hälften, um sie zu entkernen. Dann schneiden Sie sie in kleinere Würfel.
3. Nehmen Sie eine Schüssel und mischen Sie die beiden Mehlsorten mit etwas Zimtpulver, Backpulver, Backpulver und gemahlenen Erdnüssen.
4. In einer großen Schüssel die Eier etwas schlagen, Öl, Buttermilch und roten Dattelsirup hinzufügen und alles gründlich mischen.
5. Nun geben Sie die Mehlmischung in die große Schüssel und mischen alles gründlich mit einem Stabmixer oder einer Küchenmaschine.
6. Jetzt fehlen nur noch Pflaumen. Fügen Sie sie dem Teig hinzu und heben Sie sie vorsichtig unter.
7. Füllen Sie den Teig nun in die Muffinförmchen und backen Sie sie auf mittlerer Schiene etwa 20 bis 25 Minuten.

Babykekse selber backen

Portionen: 2

Schwierigkeitsgrad: leicht

Zutaten

- 100 g Dinkelmehl oder Weizenmehl
- 100 g gemahlene Haselnüsse
- 2 TL Backpulver
- 80 g kalte Butter
- 70 bis 80 ml Apfelsaft

Zubereitung

1. Für den Teig zum Backen von Babykeksen selbst die Butter in kleine Stücke schneiden, dann mit anderen Zutaten zu einer einheitlichen Masse kneten und dann mindestens eine Stunde lang in den Kühlschrank stellen.
2. Teilen Sie den Teig dann in vier ungefähr gleiche Teile und verteilen Sie ihn allmählich auf der bemehlten Arbeitsfläche. Jetzt können Sie die Kekse in die gewünschte Form schneiden, auf ein mit Backpapier ausgelegtes Backblech legen und in einem vorgeheizten Ofen (Ober/- und Unterhitze) auf 175 ° C, etwa 10 bis 12 Minuten backen. Fahren Sie fort, bis der Teig leer ist.

Rosinen-Hafer-Plätzchen

Portionen: 2

Schwierigkeitsgrad: leicht

Zutaten

- 200 g Dinkelmehl Type 630
- ½ TL Backpulver
- 3 kleine bis mittelgroße Karotten
- 2 EL gemahlene Haselnüsse
- 80 g Haferflocken
- ½ TL Ceylon-Zimt
- Etwas gemahlene Bourbon-Vanille
- 50 g Rosinen
- 40 g Rapsöl
- 150 g Apfelmus

Zubereitung

1. Heizen Sie den Ofen auf 175 Grad vor. Bei Bedarf Karotten schälen und hacken. Mehl, Backpulver, Haselnüsse, Haferflocken, Zimt, Vanille und Rosinen mischen. Den Wasserkocher, das Öl und die Apfelmus hinzufügen und kurz mit einem Stabmixer umrühren. Das Ergebnis ist ein leicht feuchter, aber sehr guter Teig, der von Hand geknetet werden kann.
2. Bilden Sie kleine Stapel mit 2 Teelöffeln und drücken Sie sie dann flach. Noch besser, formen Sie einfach kleine Taler von Hand und legen Sie sie auf ein mit Backpapier ausgelegtes Backblech. 15 Minuten backen.
3. Zuckerfreie Kekse können nur 1-2 Wochen gelagert werden. Zucker sichert tatsächlich die Haltbarkeit. Deshalb sollten diese nur in kleinen Mengen gebacken und im Kühlschrank aufbewahrt werden. Kekse können auch eingefroren werden.

Dattelkuchen ohne Zucker

Portionen: 8

Schwierigkeitsgrad: leicht

Zutaten

- 90 g Dattel
- 6 Eier
- 3 Esslöffel Öl
- 260 ml Milch
- 300 g Haselnüsse gemahlen
- 60 g Kartoffelstärke
- 4 TL Backpulver

Zubereitung

1. Die Datteln zuerst mindestens 30 Minuten in Milch einweichen und dann pürieren.
2. Als nächstes trennen Sie die Eier und schlagen sie in Eiweiß, bis sie hart sind.
3. Sie machen eine feine Paste aus Datteln und Milch, fügen Eigelb und Öl hinzu und mischen dann alles zusammen.
4. In einer großen Schüssel die Haselnüsse mit Kartoffelstärke und Backpulver mischen.
5. Dann nach und nach Dattelmilch, Eigelb und Öl hinzufügen und immer wieder gründlich umrühren.
6. Wenn Sie einen einheitlichen Teig haben, können Sie das Eiweiß zuerst vorsichtig unterheben, um einen fluffigen Teig zu bekommen.
7. Gießen Sie den Teig in eine Runde, eingefettete Springform und bestreuen Sie sie mit Semmelbrösel.
8. Bei 175 ° C dauert es etwa 25 bis 30 Minuten, bis der Kuchen fertig ist, und der Kuchen kann nach dem Abkühlen dekoriert werden.

Karottenkuchen als Torte

Portionen: 12

Schwierigkeitsgrad: schwer

Zutaten

- 200 g geraspelte Karotten
- 2 Eier
- 200 ml Öl (Sonnenblumen oder Rapsöl)
- 130 g Zucker (am besten brauner Zucker)
- 2 EL Zuckerrübensirup
- 225 g Mehl (Dinkelmehl oder Weizenmehl)
- 30 g gemahlene Mandeln
- 1 TL Natron
- 1 TL Backpulver
- 1 TL Zimt, auch Wunsch weitere weihnachtliche Gewürze wie gemahlene Nelken, Kardamom, Muskat
- 1 TL Kakao
- Frosting für 1 Kuchen (für die Tauftorte verdoppeln)
- 200 g Frischkäse
- 50 g weiche Butter
- 85 g Puderzucker (oder etwas weniger, wenn ihr es nicht so süß mögt)

Zubereitung

1. Heizen Sie den Backofen auf 180 ° C vor. Für den Teig die Eier und den Zucker zu einem Schaum schlagen. Mischen Sie alle trockenen Zutaten mit Karotten und Rübensirup. Öl-Zucker-Mischung schnell einrühren.
2. Fetten Sie die Springform gut ein. Gießen Sie den Teig ein und ca. 30 Minuten backen. Stellen Sie sicher, dass Sie eine Stäbchenprobe durchführen.
3. Zum Zuckerguss sollten alle drei Zutaten vor dem Gebrauch gründlich gemischt und weitere 30 Minuten gekühlt werden.

Waffeln - unser Grundrezept

Portionen: 8

Schwierigkeitsgrad: mittel

Zutaten

- 250ml Buttermilch
- 3 Eier
- Eine Messerspitze Vanillemark oder Bourbon Vanillepulver
- 1 Apfel, süße Sorte wie z.B. Royal Gala
- 270g Mehl (ich habe gemischt und 200g frisch gemahlenes Dinkel- sowie 100g Weizenmehl verwendet)
- ½ TL Backpulver
- Zimt
- Außerdem:
- Rapsöl
- Frisches Obst

Zubereitung

1. Trennen Sie die Eier und schlagen Sie die Eier in einer Schüssel mit einem Handmixer zu Eischnee.
2. Waschen Sie die Äpfel und reiben Sie sie mit Schalen auf einer Vierkantreibe.
3. In einer großen Schüssel Eigelb mit Apfel, Zimt und Buttermilch umrühren. Backpulver und Mehl hinzufügen und schnell umrühren.
4. Heben Sie das Eiweiß vorsichtig unter.
5. Die Waffeln nach und nach in das heiße Waffeleisen geben und backen.
6. Schmieren Sie das Waffeleisen gegebenenfalls leicht mit Fett ein.
7. Die Backzeit variiert je nach Waffeleisen ca. 5 Minuten.

Vanillekipferl ohne Zucker

Portionen: 1

Schwierigkeitsgrad: leicht

Zutaten

- 100 g Butter (ersatzweise Alsan)
- 100 g Mehl
- 50 g gemahlene Walnüsse
- 50 g gemahlene Mandeln
- ¼ TL gemahlene Bourbon-Vanille

Zubereitung

1. Kneten Sie alle Zutaten in eine Schüssel, um einen einheitlichen Teig zu bilden.
2. Legen Sie den Teig zusammen in die Teigkarte und stellen Sie ihn mindestens 1 Stunde lang in einer luftdichten Verpackung in den Kühlschrank.
3. Trennen Sie die kleinen Teigstücke und erwärmen Sie sie mit der Handfläche, um sie schnell zu Kipferl zu rollen. Legen Sie sie nebeneinander auf das Backblech.
4. Den Backofen auf 180 ° C vorheizen (Ober-/ Unterhitze). Ein Backblech mit Backpapier auslegen.
5. Kipferl ca. 10 Minuten backen.

Zuckerfreie Kekse

Portionen: 4

Schwierigkeitsgrad: leicht

Zutaten

- 250g Dinkelmehl
- 80g gemahlene Mandeln
- 4 TL Backpulver
- 100g Butter, weiche
- 165g Apfelmus
- 1 Ei
- 1 Prise Bourbon-Vanillepulver

Zubereitung

1. Mehl, Mandeln, Backpulver und Vanillepulver in einer großen Schüssel vermischen.
2. Fügen Sie dem Würfel weiche Butter hinzu.
3. Apfelmus und Eier in die Schüssel geben.
4. Kneten Sie alle Zutaten mit einem Handmixer oder dem Teighaken einer Küchenmaschine, um einen einheitlichen Teig zu erhalten.
5. Der Teig ist immer noch sehr feucht und klebrig. Dadurch wird verhindert, dass die Kekse später austrocknen.
6. Damit der Teig reibungslos rollt, muss er mindestens eine Stunde lang in den Kühlschrank gestellt werden.
7. Dann können Sie es nicht zu fein auf der bemehlten Arbeitsfläche ausrollen und dann abschneiden.
8. Legen Sie die Kekse auf ein mit Backpapier ausgelegtes Backblech und backen Sie sie bei 180 ° C, bis sie hellbraun werden.
9. Lassen Sie sie nicht zu lange im Ofen, sonst werden sie zu hart und zu trocken.

Lebkuchenwürfel ohne Zucker

Portionen: 20

Schwierigkeitsgrad: mittel

Zutaten

- 200 g gemahlene Nüsse (z. B. Haselnüsse, Mandeln, Paranüsse) (Da es nicht alle Nüsse schon vorgemahlen gibt, mahle ich die im Thermomix oder im Blitzhacker selbst)
- 100 g Dinkelmehl 630
- 1 TL Lebkuchengewürz
- 1 TL Backpulver
- 1 Prise gemahlene Vanille
- 80 g weiche Butter
- 100 g Datteln
- 120 ml Milch (oder Pflanzen- oder Nussmilch)
- 2 Eier
- 2 EL Kokosflocken
- 2 EL getrocknete gemischte Beeren / Trockenfrüchte

Zubereitung

1. Verwenden Sie Milch und Eier, um die Datteln zu zerdrücken. Wenn Sie nur einen Stabmixer haben, können Sie sie 2-3 Stunden im Voraus in Milch einweichen. Mischen Sie alle trockenen Zutaten. Fügen Sie die Datteln, Ei-Milch-Mischung und Butter hinzu und mischen Sie schnell.
2. Heizen Sie den Backofen auf 180 ° C vor. Das Backpapier auf einer rechteckigen Backform von ca. 25 x 25 cm verteilen und den Teig hinzufügen. Mit getrockneten Früchten und Kokosnuss bestreuen und ca. 25 Minuten backen.
3. Nach dem Abkühlen in kleine Würfel schneiden und in Blechdosen aufbewahren.

Möhrenhörnchen

Portionen: 2

Schwierigkeitsgrad: leicht

Zutaten

- 250 g Butter
- 300 g Dinkelmehl Type 630
- 200 g Möhren
- 1 TL Backpulver
- 200 ml Pflaumenmarmelade (oder Marmelade nach Wahl oder zuckerfreie Marmelade)

Zubereitung

1. Möhren schälen und fein reiben. Butter 1 cm groß würfeln. Beides mit Dinkelmehl und Backpulver mischen. Das geht entweder gut mit den Händen oder z. B. auch mit dem Thermomix. Es soll ein homogener, geschmeidiger Teig entstehen. Diesen dann für 40 Minuten kühl legen. (Wenn ihr den Teig mit dem Thermomix zubereitet, dann kann er gleich weiterverarbeitet werden.)
2. Backofen auf 180 °C vorheizen. Teig in 3 Teile teilen und jeweils Pizzagroß ausrollen. Dünn mit Marmelade bestreichen und in 12 Pizzastücke schneiden. Vom dicken Ende her aufrollen und auf ein Backblech setzen. Jeweils ca. 18-25 Minuten backen.
3. Wer möchte, kann die Möhrenhörnchen noch mit Puderzucker bestäuben, aber das ist kein Muss.

Frozen Joghurt ohne Zucker

Portionen: 4

Schwierigkeitsgrad: leicht

Zutaten

- 3-4 reife Aprikosen
- 120 g griechischer Joghurt mit 10% Fett
- Die Aprikosen mit dem Joghurt pürieren und in die Förmchen füllen. Mindestens 12 Stunden tiefkühlen.

Zubereitung

1. Für 4 Portionen Erwachsenen-Version
2. -300 g griechischer Joghurt mit 10% Fett
3. EL Zitronensaft
4. Beeren (z. B. Johannisbeeren, Aprikosen, Banane)
5. Gehackte Schokolade oder Kakaonibs
6. Griechischen Joghurt und Zitronensaft mischen und in einer flachen Schüssel einfrieren. Verwenden Sie dann alle 30-60 Minuten einen Schneebesen, um insgesamt 6 Stunden zu rühren, um die Mischung zu fixieren. Tauen Sie etwas auf, gießen Sie es in eine Schüssel und geben Sie dann Obst und Schokolade hinein.

Giraffenbrot ohne Zucker

Portionen: 14

Schwierigkeitsgrad: mittel

Zutaten

- 15 g Hefe
- 2 EL warmes Wasser
- 380 g Mehl
- 175 ml lauwarme Milch
- 75 g flüssige Butter
- 1 Messerspitze gemahlene Vanille
- 1 Eigelb
- für die dunklen Teige:
- 50 g Kakao
- 20- 30 ml Milch
- 10g flüssige Butter
- Außerdem:
- Fett für die Form

Zubereitung

1. Die Hefe in Wasser zerdrücken und auflösen. In einer großen Schüssel alle Zutaten des Grundteigs mit den Händen kneten, um einen einheitlichen Teig zu bilden. Legen Sie die Teigkugel in die Schüssel und legen Sie sie beiseite.
2. Teilen Sie das Kakaopulver in zwei Schalen. Gießen Sie 30 Gramm in eine Schüssel, dann 20 Gramm in eine zweite Schüssel und mischen Sie mit einer kleinen Menge Milch, um eine klebrige Kakaomasse zu erhalten.
3. Schneiden Sie den Teig in zwei Hälften, legen Sie ihn beiseite und schließen Sie den Deckel. Die andere Teighälfte erneut halbieren und dann das Kakaopulver in jedes Viertel des Teigs (mit Handschuhen) kneten, bis hellbraune und dunkelbraune Teigkugeln erscheinen. Bedecke es auch. Lassen Sie alle drei Teige ca. 60 Minuten an einem warmen Ort gehen.
4. Verteilen Sie das Fett vollständig auf der Brotform und bestäuben Sie es dann leicht mit Mehl. Nach der Gehzeit jede Teigkugel erneut durchkneten und je 8 Stangen in der Länge der Kastenform rollen. Der hellbraune sowie der helle Teig werden dann etwas ausgerollt. Um jeden dunkelbraunen Teigstrang wird ein hellbrauner Teig sowie anschließend ein heller Teig drumgewickelt. Es entstehen so bis zu 8 dreifarbige Teigstränge, die vorsichtig und ohne Druck neben- und übereinander in die Kastenform gelegt werden. Das Brot nun erneut für 60 Min. abgedeckt an einem warmen Ort gehen lassen.
5. Heizen Sie den Ofen auf 180° C Ober-/Unterhitze vor und lassen Sie das Brot ca. 30 Min. backen. Bestreichen Sie das noch heiße Brot mit flüssiger Butter.

Kleine Hefe-Hasen

Portionen: 12

Schwierigkeitsgrad: mittel

Zutaten

- 550 g Weizenmehl Type 550 (sowie jedes andere Mehl)
- 250 ml Wasser oder Milch
- ½ Würfel Hefe
- 60 ml neutrales Pflanzenöl z. B. Rapsöl
- 1 Ei
- 2 EL Rosinen
- 1 Ei + 2 EL Wasser

Zubereitung

1. Lösen Sie die Hefe in warmem Wasser oder Milch. Geben Sie das Mehl in eine große Rührschüssel, mischen Sie es mit der Hefeflüssigkeit, den Eiern und dem Öl und kneten Sie es dann mit dem Teighaken des Handmixers. Dann die Rosinen hinzufügen und gut mischen. Der Teig sollte ca. 5 Minuten geknetet werden. Decken Sie den Teig ab und lassen Sie ihn unter warmen Bedingungen mindestens 30 Minuten gehen.
2. Heizen Sie den Backofen auf 180 ° C vor. Formen Sie 12 Kugeln und legen Sie sie auf das Blech. Schneiden Sie nun 2 Hasenohren mit einer Schere ab. Eier und Wasser verquirlen, dann den Hefehasen bestreichen. 20-25 Minuten backen.

Himbeer-Haferflocken-Muffins ohne Zucker

Portionen: 12

Schwierigkeitsgrad: leicht

Zutaten

- 100 g Himbeeren, Blaubeeren oder TK-Himbeeren
- 250 g Joghurt oder Joghurt aus Schafsmilch
- 2 Eier
- 280 g feine Haferflocken
- 1 ½ TL Backpulver
- ¼ TL Vanillepulver
- ½ TL Zimt

Zubereitung

1. Lassen Sie die gefrorenen Beeren leicht schmelzen. Den Backofen auf 190 ° C vorheizen. Joghurt und Eier einrühren. Dann mischen Sie schnell die trockenen Zutaten. Gießen Sie die Hälfte des Teigs in die Muffinbox, bedecken Sie sie mit Himbeeren und verteilen Sie den Rest des Teigs darauf. Bei Bedarf die restlichen Himbeeren dekorativ in den Teig drücken. 25 Minuten backen.
2. Bei Bedarf können Sie die Muffins mit Puderzucker bestreuen und mit Schlagsahne essen.

Glutenfreie Plätzchen ohne Zucker

Portionen: 2

Schwierigkeitsgrad: mittel

Zutaten

- 150 g weiche Alsan
- (ersatzweise Butter)
- 2 Eier
- 1 große reife Birne
- 1 TL Backpulver
- 400 g glutenfreie Haferflocken (z.B. von Bauckhof)
- ca. 100 g zuckerfreie Marmelade

Zubereitung

1. Alsan Margarine mit Eiern glattrühren. Die Birnen waschen, hacken und reiben. Rühren Sie die Birnen auch in die Margarine. Fügen Sie Backpulver und Haferflocken hinzu und rühren Sie, bis der Teig glatt ist.
2. Heizen Sie den Backofen auf 180 °C (Ober/Unterhitze). Legen Sie zwei Backbleche mit Backpapier aus.
3. Nehmen Sie walnussgroße Teile mit einem Teelöffel heraus, rollen Sie ihn zwischen Ihren Händen zu einer kleinen Kugel zusammen und legen Sie ihn mit einem kleinen Spalt zwischen sich auf das Backblech.
4. Graben Sie dazu mit den Fingern eine Vertiefung in die Kugel und gießen Sie dann mit einem Teelöffel eine Kugel zuckerfreie Marmelade ein. Backen Sie das Blech etwa 18 Minuten lang. Machen Sie dasselbe mit dem zweiten Blech.
5. Lassen Sie die Kekse komplett auskühlen und verpacken Sie sie dann in Blechdosen. Die Kekse sind eher soft als knusprig. Cookies können bis zu 2 Wochen aufbewahrt werden.

Zuckerfreier Karottenkuchen

Portionen: 12

Schwierigkeitsgrad: leicht

Zutaten

- 15 Datteln
- 200 ml Milch
- 200 g Karotten
- 150 g Mehl
- 100 g Dinkelvollkornmehl
- 3 TL Backpulver
- 2 TL Zimt
- 100 g Butter
- 1 Ei

Zubereitung

1. Lassen Sie die Datteln in der Milch für mind. 30 Min. einweichen und pürieren Sie sie anschließend. Heizen Sie den Ofen auf 175 ° C (Ober-/Unterhitze) vor. Fetten Sie eine Springform mit Butter ein.
2. Mischen Sie in einer Schüssel die Mehle mit Backpulver und Zimt. Verquirlen Sie in einer zweiten Schüssel die zerlassene Butter mit Ei und Dattelmilch.
3. Ggf. Schälen oder waschen und putzen Sie die Möhren. Schreddern Sie sie mit der Küchenmaschine oder den Thermomix grob. Reiben Sie alternativ die Möhren grob und geben Sie sie dann in die Schüssel mit den feuchten Zutaten. Vermischen Sie alles kurz. Geben Sie die trockenen Zutaten hinzu und rühren Sie sie zügig unter.
4. Den Teig in die Kuchenform füllen und ca. 30 Min. backen lassen.

Kekse

Portionen: 12

Schwierigkeitsgrad: mittel

Zutaten

- 100 g Dinkelmehl
- 100 g Mandelmus
- 25 g Speisestärke
- 7 Datteln
- 2 EL getr. Cranberries
- 50 ml (Hafer / Mandel / H- Milch)
- 50 ml Wasser
- Kleiner Tipp: mit nur 80 g Dinkelmehl aber zusätzlich etwa 50g Kokosraspeln schmeckt es fast noch besser

Zubereitung

1. Hacken Sie die Datteln und Cranberries klein und weichen Sie sie in der Milch ein oder pürieren Sie sie in dieser.
2. Sieben Sie Mehl und Speisestärke, geben Sie es dazu und verrühren Sie es zusammen mit dem Mandelmus gut.
3. Geben Sie nach und nach das Wasser hinzu, bis ein schöner, glatter Teig entsteht. Geben Sie nun kleine Häufchen auf das mit Backpapier ausgelegte Backblech und backen Sie das ganze 10-12 Minuten (je nach Größe der Kekse) bei 180 Grad Umluft oder 200 Grad Heißluft im vorgeheizten Ofen.
4. Bestäuben Sie sie für die Größeren auch gern nach dem Auskühlen mit Puderzucker.

Kokoswaffeln

Portionen: 6

Schwierigkeitsgrad: mittel

Zutaten

- 50 g Kokosöl
- 65 g getrocknete, weiche Aprikosen
- 200 g Kokosmilch
- 100 ml Hafermilch (Wasser, Mandelmilch etc.)
- 180 g Dinkelmehl Type 630
- 50 g Kokosflocken
- 1 TL Backpulver
- (wer es süß mag, noch 2 EL Rohrohrzucker)

Zubereitung

1. Erhizen Sie in einem kleinen Topf Kokosöl, Kokosmilch, Milch und Aprikosen, bis alles geschmolzen und warm ist. Das dauert ca. 6 Minuten. Pürieren Sie dann alles mit dem Pürierstab durch.
2. Geben Sie Mehl, Backpulver und Kokosflocken dazu und mischen Sie es zügig unter.
3. Backen Sie die Waffeln nach und nach im Waffeleisen aus.

Kreppel ohne Zucker

Portionen: 12

Schwierigkeitsgrad: leicht

Zutaten

- 300 g Weizenmehl 405 oder 550
- 5 Datteln
- 125 ml Mandelmilch, Milch, Hafermilch oder Wasser
- 40 g Butter
- 1 Ei
- 10 g Hefe

Zubereitung

1. Geben Sie Mehl, Ei und Hefe in Rührschüssel. Erhizen Sie Milch auf dem Herd und geben Sie Butter und Datteln dazu, bis Butter geschmolzen ist. Pürieren Sie das Ganze in einem hohen Mixbehälter vorsichtig pürieren und lassen Sie es auf Handwärme abkühlen. Geben Sie es zum Mehl dazu und lassen Sie es 10 Minuten stehen. Kneten Sie es dann mit der Küchenmaschine oder den Knethaken des Handrührers gut durch. Der Teig erscheint nur im ersten Moment klebrig, lässt sich aber gut anfassen.
2. Rollen Sie kleine Kugeln und legen Sie sie auf ein Backblech. Decken Sie sie mit einem Küchentuch ab und lassen Sie sie 1 Stunde an einem warmen Ort gehen. Backen Sie sie dann für ca. 8-10 Minuten bei 180 °C. Streichen Sie, wenn Sie möchten die Kreppel noch mit zerlassener Butter ein und bestäuben Sie sie mit Puderzucker.

Mango-Eis ohne Zucker

Portionen: 6

Schwierigkeitsgrad: leicht

Zutaten

- 1 Mango
- Ca. 160-200 g griechischer Joghurt mit 10% Fett

Zubereitung

1. Schälen Sie die Mango und schneiden Sie sie vom Kern.
2. Pürieren Sie das Fruchtfleisch.
3. Mischen Sie es mit Joghurt und verteilen Sie ihn auf die Förmchen. (Je nachdem wie viel Mangopüree Sie haben, brauchen Sie etwas mehr oder weniger Joghurt).

Ofenpfannkuchen mit Obst

Portionen: 2

Schwierigkeitsgrad: mittel

Zutaten

- 40 g Butter
- 150 ml Milch (Hafermilch, Mandelmilch oder auch Wasser)
- 3 Eier
- 95 g Weizenmehl oder Dinkelmehl
- 2 EL Öl für die Form
- frisches Obst, z.B. Aprikosen, Pfirsiche, Trauben, Blaubeeren, Renekloden und Physalis

Zubereitung

1. Zerlassen Sie die Butter und verquirlen Sie sie mit Milch und Eiern gut. Sieben Sie das Mehl darüber und rühren Sie sie ebenfalls gut unter.
2. Heizen Sie den Backofen auf 220 °C vor. Ölen Sie eine ofenfeste Pfanne oder eine Auflaufform gut ein. Geben Sie den Teig hinein und backen Sie ihn ca. 15 Minuten. Bereiten Sie in dieser Zeit das Obst vor.

Quarkkeulchen Rezept ohne Zucker

Portionen: 20

Schwierigkeitsgrad: leicht

Zutaten

- 500 g gekochte Kartoffeln vom Vortag
- 500 g Magerquark
- 1 Ei
- Abrieb einer Bio-Zitrone
- Ggf. 3-5 EL Mehl

Zubereitung

1. Schälen Sie die gekochten Kartoffeln und zerkleinern Sie sie mit einem Kartoffelstampfer oder einer Presse zu feinem Püree. Heben Sie den Quark und das Ei mit einem Teigspateln unter, so ähnlich, wie man Sahne unterhebt. Fügen Sie die Biozitronenschale hinzu und heben Sie sie ebenfalls unter. Versuchen Sie nun schon mal, ein Keulchen zu formen. Heben Sie, sollte es noch viel zu feucht sein, etwas Mehl unter.
2. Wichtig ist, dass Sie den Teig nicht wie wild rühren, dann wird er immer feuchter. Langsames Unterheben ist das Geheimnis, das die Quarkkeulchen dann beim Backen auch zusammenhalten.
3. Formen Sie die Quarkkeulchen mit zwei Esslöffeln und backen Sie sie in Bratöl aus. Das dauert von jeder Seite ca. 5 Minuten.

Glutenfreier Pastinakenkuchen mit Himbeeren

Portionen: 12

Schwierigkeitsgrad: mittel

Zutaten

- 290 g Pastinaken
- 1 Orange
- 200 g Himbeeren
- 3 Eier
- 150 g Kokosflocken
- 1 TL Backpulver
- 1 Messerspitze Vanille
- 1 EL Kokosöl

Zubereitung

1. Schälen Sie die Pastinaken und reiben Sie sie fein. (Schneller geht es mir der Küchenmaschine). Pressen Sie die Orange aus und rühren Sie sie mit den Eiern, Backpulver und Vanille schaumig. Heizen Sie den Backofen auf 180 °C vor.
2. Mischen Sie Pastinaken und Kokosflocken. Fetten Sie Muffinförmchen oder Kastenform mit Kokosöl ein. Mischen Sie Pastinaken-Kokosmischung mit Ei-Masse. Heben Sie Himbeeren vorsichtig unter und verteilen Sie sie auf die Muffinförmchen oder die Kastenform. Backen Sie sie Ca. 50 – 60 Minuten. Muffins ggf. etwas kürzer.

Zuckerfreie Schokolade

Portionen: 12

Schwierigkeitsgrad: mittel

Zutaten

- 60 g Kakaobutter
- 40 g Rohkakao
- 1 Prise Salz
- ½ bis 1 TL Vanille
- 30 bis 60 g Dattelsirup oder andere Süße, je nach Geschmack. Z.B. Agavendicksaft oder Ahornsirup

Zubereitung

1. Lassen Sie die Kakaobutter im Wasserbad oder der Mikrowelle langsam schmelzen und rühren Sie gesiebtes Kakaopulver gründlich ein. Der Kakao soll sich gut lösen, so dass keine Klumpen bleiben. Rühren Sie Gewürze und ggf. andere Zutaten ein und füllen Sie sie in die gewünschte/n Form/en ein.
2. Stellen Sie sie Mindestens 2 Stunden in den Kühlschrank.
3. Wenn Sie für die Weihnachtsschokolade Schokoreste verwenden möchten, müssen Sie diese einfach nur schmelzen und dann nach Geschmack Zutaten ergänzen.

Zuckerfreie Plätzchen zum Ausstechen

Portionen: 2

Schwierigkeitsgrad: mittel

Zutaten

- 75 g Datteln
- 120 g Kokosöl
- 1 Ei
- 30 g Haselnussmus (oder anderes Nussmus)
- 100 g gemahlene Haselnüsse (oder andere Sorten Nüsse) und etwa 50 g Nüsse oder Mehl für die Arbeitsfläche
- 200 g Dinkelvollkornmehl
- 1 TL Ceylon-Zimt

Zubereitung

1. Bedecken Sie die Datteln je nach Leistungsstärke deines Mixers oder Pürierstabes mit Wasser und lassen Sie sie 1 Stunde einweichen oder verwenden Sie sie ohne Einweichen.
2. Pürieren Sie die Datteln fein und geben Sie dann auch weitere Zutaten hinzu. Sie können das dann aber auch mit den Handrührgerät oder der Küchenmaschine machen. Das ist eigentlich egal, so lange Sie die Zutaten gut vermischen.
3. Beginnen Sie also mit den Datteln, fügen Sie dann das Ei, weiches bis flüssiges Kokosöl (kannst du in der Mikrowelle oder im Topf machen) und das Nussmus hinzu und mixen bzw. verrühren Sie alles sehr gut.
4. Mischen Sie Mehl und Zimt mit einem Esslöffel in einer Schüssel und geben Sie dann den flüssigen Teil des Teigs hinzu und rühren Sie alles so lange unter, bis die trockenen Zutaten feucht sind und ein homogener, weicher Teig entstanden ist.
5. Lassen Sie den Teig mindestens eine Stunde abgedeckt im Kühlschrank stehen. Ich hatte ihn über Nacht im Kühlschrank, das hat auch funktioniert.

6. Rollen Sie den Teig portionsweise auf einer mit gemahlenen Nüssen oder Mehl bestäubten Arbeitsfläche nicht zu dünn aus und stechen Sie ihn aus.
7. Backen Sie die Sterne auf einem mit Backpapier ausgelegten Blech auf mittlerer Schiene bei 160°C etwa 10 Minuten. Die zuckerfreien Plätzchen für dein breifreibaby sollen nicht dunkel werden, da sie sonst bitter schmecken.
8. Sie können, wenn Sie mögen für die Großen sie mit Puderzucker bestreuen oder auch mit (zuckerfreier) Marmelade aufeinander kleben.

Herzhaftes (57)

Avocadonudeln

Portionen: 2

Schwierigkeitsgrad: leicht

Zutaten

- 200 g Nudeln (Penne oder Rigatoni)
- 40 g Parmesan
- 1 Avocado
- 1 Knoblauchzehe
- frisches Basilikum, 4 Stiele
- 1 - 2 EL Zitronensaft
- Pfeffer
- 4 getrocknete Softtomaten
- Salz, Chili

Zubereitung

1. Heizen Sie für die Taler den Backofen auf 200° C vor und belegen Sie ein Blech mit Backpapier. Reiben Sie etwa 20 bis 30 g Käse grob auf vier kleine Häufchen mit genug Abstand dazwischen, da der Käse ja verläuft. Lassen Sie sie für wenige Minuten im Ofen backen, bis die Taler hellbraun sind. Kochen Sie die Nudeln und bereiten Sie sie in der Zeit die Soße zu.
2. Halbieren Sie dafür die Avocado, entfernen Sie den Kern und das Fruchtfleisch mit einem Löffel. Pürieren Sie mit einem Pürierstab den Knoblauch mit Avocado, etwas Pfeffer und Zitronensaft. Rupfen Sie die Basilikumblättchen klein und geben Sie sie dazu.
3. Schneiden Sie die Tomaten in kleine Stücke.
4. Geben Sie, damit die Soße schön cremig wird, etwa 50 bis 60 ml vom Nudelwasser dazu und verrühren Sie alles gut miteinander.
5. Vermengen Sie, im Topf die Nudeln mit der Avocadosoße und geben Sie auf dem Teller die Parmesantaler dazu. Reiben Sie den restlichen Parmesan frisch drüber.
6. Da die Tomaten recht salzig sind, bekommt K nur ein paar davon. Den Rest nehme ich.
7. Würzen Sie die Portion mit etwas Salz und Chili nach.

Avocadopommes

Portionen: 4

Schwierigkeitsgrad: leicht

Zutaten

- 1-2 Avocados
- 1 Ei
- 2 EL Mehl (hier ist es egal welches)
- 3-4 EL Semmelbrösel (bei mir selbstgemachte Vollkornbrösel)
- 4 EL Bratöl

Zubereitung

1. Halbierem Sie die Avocados, entfernen Sie den Kern und schneiden Sie sie 1 cm dicke Spalten. Verquirlen Sie das Ei und streuen Sie das Mehl und die Semmelbrösel jeweils auf einem Teller. Wenden Sie die Spalten zunächst in Mehl, dann im Ei und dann in den Semmelbröseln.
2. Erhitzen Sie Bratöl in einer Pfanne und backen Sie die Spalten von jeder Seite ca. 4-5 Minuten aus.

Avocadowaffeln

Portionen: 14

Schwierigkeitsgrad: mittel

Zutaten

- (30 g Pinienkerne)
- (130 g Speckwürfel)
- 200 g reife Avocado (mit Kern 265 g) (1½ bis 2 Avocados)
- 4 EL Zitronensaft (etwa Saft einer halben Zitrone)
- 1 TL Natron
- 2 Eier
- 1 TL Backpulver
- 250 g Dinkelmehl
- 70 ml Sprudelwasser
- (100 g Feta)
- Nach Wunsch 1 gepresst Knoblauchzehe, Pfeffer
- Auf die Zutaten in Klammern sollten Sie zu Beginn der Beikost noch verzichten, da sie einen hohen Salzgehalt mit sich bringen. Andererseits isst das Baby ja anfangs auch nur verschwindend kleine Mengen.

Zubereitung

1. Wenn Sie Pinienkerne und Speck verwenden möchten, beginnen Sie damit die Pinienkerne ohne Öl in der Pfanne wenige Minuten leicht anzurösten, stellen Sie sie beiseite. Danach braten Sie die Speckwürfelchen leicht an und stellen Sie sie ebenfalls zur Seite.
2. Die Avocado halbieren Sie, entfernen Sie den Kern, löffeln Sie das Fruchtfleisch raus und zerdrücken Sie es mit dem Zitronensaft und dem Natron, damit die grüne Farbe erhalten bleibt.
3. In einer großen Schüssel schlagen Sie die Eier schaumig, rühren Sie die Avocadocreme sowie geben Sie abwechselnd Mehl mit Backpulver und Sprudelwasser dazu, so dass ein Teig entsteht, der schwer vom Löffel rutscht.
4. Wenn Sie die Waffeln verfeinern möchten können Sie nun noch die Pinienkerne, Speckwürfel und zerbröselten Fetakäse vorsichtig unterrühren sowie Knoblauch und Pfeffer hinzugeben.
5. Sie können das Waffeleisen für belgische Waffeln nehmen und unvollständige Waffeln ausgebacken. Geben Sie dafür 1,5 bis 2 Esslöffel Teig pro unvollständige Waffel ins Waffeleisen und backen Sie sie etwa sieben bis neun Minuten aus. Dadurch war ich sehr lange mit Backen beschäftigt und habe 14 unvollständige Waffeln rausbekommen. Wenn Sie mehr Teig verwenden, geht es natürlich entsprechend schneller.

Bärlauch-Schmarrn

Portionen: 4

Schwierigkeitsgrad: mittel

Zutaten

- 4 Eier
- 250 ml Milch oder Mineralwasser
- 200 g Dinkelmehl 630
- 50 g Bärlauch
- 50 g Olivenöl
- Dazu passt:
- 2 Kohlrabi
- 200 g Schmand
- Zitronenschale
- Salz & Pfeffer

Zubereitung

1. Trennen Sie die Eier und schlagen Sie das Eiweiß steif. Verrühren Sie Eigelbe, Milch/Wasser und Mehl. Mixen Sie den Bärlauch mit dem Olivenöl und mischen Sie es unter. Den Eischnee vorsichtig unterheben. In einem großen Topf etwas Frittieröl erhitzen und die Hälfte der Pfannkuchen anbraten. 3-4 Minuten backen, dann in Stücke reißen. Bewegen Sie den Spatel hin und her, um ihn in Stücke zu braten.
2. Bei Bedarf den Kohlrabi schälen und in 1 cm dicke Stäbchen schneiden. In einem geschlossenen Topf bei schwacher Hitze ca. 15 Minuten köcheln lassen. Oder 8 Minuten kochen lassen .
3. Mischen Sie den Schmand mit Zitronenschale, Salz und Pfeffer und servieren Sie alles zusammen.

Brezenknödel und Brezenknödelsalat

Portionen: 6-8

Schwierigkeitsgrad: schwer

Zutaten

- Für die Brezelködel
- 240 g (3) Brezeln
- 65 g (1) helles Brötchen
- 200 ml Vollmilch
- 2 Eier
- 2 EL Schnittlauch
- 1 EL Petersilie
- 1 kleine Zwiebel
- (Salz, Pfeffer, Muskatnuss)
- 5 g Butter
- Butter oder Margarine für die Muffinform
- Für den Salat
- 1 Stange Lauch
- 250 g Speckwürfel
- 15 g Butter
- Für das Dressing
- 4 EL Olivenöl
- 2 EL Weißweinessig
- 4 EL süßer Senf (bayrischer Senf)
- Salz
- Pfeffer
- Scharfes Paprika
- Schnittlauch

Zubereitung

Brezenknödel

1. Entfernen Sie das Salz von den Brezeln, schneiden Sie die Brezeln in kleine Würfel, gießen Sie warme Milch in eine Schüssel, decken Sie sie ab und lassen Sie sie etwa 20 Minuten lang einweichen, wobei Sie gelegentlich mit einem Holzlöffel umrühren. Schneiden Sie die Brötchen auch in kleine Würfel und geben Sie dann ein wenig Butter in einen kleinen Topf, um das Brot zu rösten.
2. Nach Ablauf der Quellzeit die 2 Eier und den Toast gleichmäßig mischen und weitere zehn Minuten stehen lassen.

3. Gleichzeitig Butter oder Margarine in der Buttermuffinform verteilen. Sie heizen den Backofen auf 180 ° C vor..
4. Zwiebel fein würfeln und mit Vanille und Muskatnuss zum Teig geben. Wenn Sie für Ihr Baby kochen, nehmen Sie einen Teig heraus (oder, wenn Sie es vorziehen, bevor Sie Zwiebeln hinzufügen) und gießen Sie ihn direkt in die Vertiefung der Muffinform. Dann den restlichen Teig mit Salz, Pfeffer und heißem Chilipulver würzen und weiter in den Topf füllen.
5. Der Teig reicht mir sieben Yuan. Die gebratenen Brotwürfel machen die Brezelknödel besonders lecker.
6. Die Brezelknödel müssen ca. 20 bis 25 Minuten im Ofen gebacken werden. Ich denke, Backen im Ofen ist besser als traditionelles Backen in einer Pfanne und "babyfreundlicher". Ich hasse es, in der Küche mit heißem Wasser herumzuspielen, wenn ich in der Nähe von K bin. Selbst wenn ich vorübergehend von ihnen abgelenkt wurde, bestand keine Gefahr, dass das Wasser kochte. Ich kann auch besser verstehen, ob die Knödel hergestellt wurden, und ich kann einfach meinen Eierkoch-Timer einstellen.
7. Wenn Ihr Baby isst, legen Sie ein oder zwei Knödel beiseite und verwenden Sie weniger Dressing.
8. Während dieser Zeit können Sie den Lauch reinigen und in dünne Ringe schneiden. Dann den Lauch und den Speck in einer kleinen ölfreien Pfanne anbraten. Wenn Sie fertig sind, machen Sie Platz für Knödel im Topf.
9. Schneiden Sie die Brezelknödel in größere Würfel und braten Sie diese in zerlassener Butter in der Pfanne schön knusprig an.

Dressing

1. Zum Würzen Olivenöl und Weißweinessig in einem Shaker mischen, um zu emulgieren. Dann 2 Esslöffel süßen Senf, Salz, Pfeffer und 1 Esslöffel Schnittlauch hinzufügen und alles miteinander mischen. Der Geschmack der Gewürze kann so stark sein, dass der Salat in Zukunft scharf genug sein wird..
2. Nun die Mischung aus Brezelknödelstücken, Schnittlauch und Speck in eine große Schüssel geben, die Gewürze darüber gießen und alles gut mischen. Der Brezelknödelsalat sollte dann vor dem Servieren mindestens eine Stunde lang in den Kühlschrank gestellt werden.

Brokkoli-Mais-Puffer

Portionen: 10

Schwierigkeitsgrad: leicht

Zutaten

- 300 g Brokkoli inkl. Stamm
- 1 kleine Dose Mais mit ca. 100 g Abtropfgewicht
- 30 g fein geriebenen Käse z.B. Parmesan oder Bergkäse
- 2 Eier
- 2-3 EL Vollkornmehl
- 2 EL Bratöl
- (für Erwachsene oder Kinder ab 1 Jahr: Salz und Pfeffer und ggf. weitere Gewürze)

Zubereitung

1. Waschen Sie den Brokkoli und schälen Sie ihn gegebenenfalls. Den Brokkoli abtropfen lassen und bei Bedarf trocknen lassen. Reiben Sie den Brokkoli auf einer groben Reibe oder hacken Sie ihn einige Sekunden lang in einem Thermomix oder einer anderen Küchenmaschine.
2. Den Mais mit einem Sieb abtropfen lassen. Alle Zutaten in einer Schüssel von Hand mischen. Das Frittieröl in der Pfanne erhitzen. 10 kleine Kuchen mit nassen Händen formen und auf beiden Seiten bei mittlerer Hitze (nicht zu heiß) ca. 5-8 Minuten backen.
3. Wenn Sie die Bratlinge nicht von Hand formen können oder wollen, nehmen Sie zwei Esslöffel.

Brokkolistangen

Portionen: 16

Schwierigkeitsgrad: leicht

Zutaten

- 250 g Brokkoli
- 1 Ei
- 50 ml Öl
- 100 g Dinkelvollkornmehl
- ½ TL edelsüßes Paprika
- (Salz, Pfeffer, rosenscharfes Paprika)

Zubereitung

1. Heizen Sie den Backofen auf 180 ° vor. Ein Backblech mit Backpapier auslegen. Den Brokkoli waschen und waschen, in große Stücke schneiden und mit einem Häcksler in feine Raspeln schneiden. Eier und Öl in einer Schüssel verquirlen, Brokkoli hinzufügen, Mehl und Chilipulver darüber streuen. Verwenden Sie den Teighaken des Handmixers, um alles zu einem feuchten Teig zu mischen.
2. Befeuchten Sie Ihre Hände vorsichtig und formen Sie nach und nach 16 Stangen mit einer Länge von ca. 6 cm und leichtem Druck. Legen Sie die Stangen auf das Backblech und backen Sie sie etwa 30 Minuten lang im Ofen (Mitte). Nehmen Sie es heraus und lassen Sie es abkühlen.

Brokkoliwaffeln

Portionen: 6

Schwierigkeitsgrad: mittel

Zutaten

- 100 g Butter
- 2 Eier
- 100 ml Milch
- 100 ml Sprudelwasser
- 250 g Mehl
- 1 TL Backpulver
- 200 g Brokkoli
- Oregano
- Paprika edelsüß
- (Salz)
- (Pfeffer)

Zubereitung

1. In einer Schüssel die weiche Butter und die Eier schaumig rühren. Fügen Sie Milch und Sodawasser hinzu. Den Brokkoli waschen und waschen, dann die Rosetten und einige Stängel grob mahlen oder hacken. Mehl und Backpulver kurz umrühren, dann den Brokkoli dazugeben.
2. Würzen Sie nach Wunsch mit Oregano, Paprikapulver und ggf. Salz und Pfeffer.
3. Heben Sie noch etwas geriebenen Käse unter.
4. Den Teig nach und nach mit einem heißen Waffeleisen backen.
5. Je nach Eisen ggf. vorher einfetten.

Bulgur-Süßkartoffel-Bowl mit Avocado

Portionen: 4

Schwierigkeitsgrad: leicht

Zutaten

- 2 kleine Süßkartoffeln
- 1 Zwiebel
- 1 EL Olivenöl
- 150 g Dinkel-Vollkorn-Bulgur
- 300 ml Gemüsebrühe (salzfrei)
- Optional: 1 Knoblauchzehe, Salz, Pfeffer, 1 TL Currypulver
- 150 g Babyspinat
- 1 Avocado

Zubereitung

1. Schälen Sie die Süßkartoffeln und schneiden Sie sie in 1 cm große Stücke. (Geeignet für Beikostanfänger, 3 cm lang und 1 cm dick). Zwiebel (und Knoblauch) schälen und würfeln.
2. Öl in einem großen Topf erhitzen, die Zwiebeln ca. 5 Minuten braten, dann die Süßkartoffeln dazugeben und ca. 3 Minuten braten. Dann Bulgur hinzufügen und mit 300 ml Gemüsesaft glasieren. Schalten Sie den Topf aus und kochen Sie ihn etwa 20 Minuten lang bei der niedrigsten Temperatur. Dann den Spinat einrühren und würzen.
3. Schneiden Sie die Avocado in zwei Hälften, entfernen Sie den Kern, schneiden Sie sie in 1 cm große Stücke und verteilen Sie sie in dem Topf.

Chicken Nuggets

Portionen: 2

Schwierigkeitsgrad: leicht

Zutaten

- 2 Hähnchenbrustfilets à 130 g
- 1 großes (oder 2 kleine Ei(er)
- etwa 6 bis 8 EL ungezuckerte Cornflakes
- Paprika edelsüß, Pfeffer
- Bratöl
- (Salz)

Zubereitung

1. Schneiden Sie das Hähnchenfleisch in längliche Streifen oder etwas größere Stücke.
2. Wenden Sie sie im verquirlten Ei und panieren Sie sie dann in einem Teller mit den zerbröselten Cornflakes und Gewürzen. Drücken Sie dafür die Brösel etwas andrücken.
3. Lassen Sie in einer Pfanne etwas Bratöl heiß werden, reduzieren Sie sie auf mittlerer Hitze und lassen Sie die Nuggets einige Minuten von jeder Seite knusprig anbraten.

Schneller Couscousbecher

Portionen: 2

Schwierigkeitsgrad: mittel

Zutaten

- 50 g Couscous
- 100 ml Gemüsebrühe
- 3-4 getrocknete Tomaten
- 50 g gewürfelter Feta
- Wahlweise: TK-Mais oder Dosenmais, Möhrenwürfel, Zucchinischeiben, rote Zwiebeln, Cocktailtomaten
- Frische Kräuter: z. B. Petersilie, Minze, Koriander oder Basilikum
- 2 EL Olivenöl
- 2 EL Zitronensaft
- Salz & Pfeffer

Zubereitung

1. Gießen Sie den Couscous in einen Thermosbecher und fügen Sie dann 1 Teelöffel Gemüsebrühe hinzu. (Am besten aus unserer hausgemachten Gemüsesuppe). Gießen Sie 100 Milliliter Wasser aus dem Wasserkocher darauf und quellen Sie es in einer fest verschlossenen Tasse auf. Zerhacken Sie während dieser Zeit das gewünschte Gemüse oder das Gemüse, das Sie zu Hause haben. Gleichzeitig in die Tasse gießen. Mit Öl, Zitronensaft, Salz und Pfeffer mischen und die Kräuter darauf verteilen. Vor dem Servieren verschließen und gut mischen.
2. Die zweite Möglichkeit besteht darin, das Becherglas mit allen Zutaten zu füllen und dann vor dem Verzehr 100 ml heißes Wasser aus dem Wasserkocher zu gießen.

Für die Kinderbratlinge:

1. Fügen Sie einfach 1 Ei und etwa 2-3 Esslöffel Semmelbrösel zum Couscous der Mutter hinzu (andere Zutaten können ebenfalls hinzugefügt werden, dh kein Salz und keine getrockneten Tomaten), und kühlen Sie die Mischung dann etwas ab. Je kälter die Mischung, desto besser werden die Bratlinge kombiniert.
2. Formen Sie nun etwa 10-12 kleine Mini-Bratlinge und braten Sie sie mit doppelseitigem Frittieröl goldbraun an.
3. Wir haben die Bratlinge 4 Stunden in einer Thermoskanne gekocht und sie waren immer noch gut und nicht kalt oder heiß.

Couscous Bratlinge

Portionen: 10

Schwierigkeitsgrad: leicht

Zutaten

- 100 g (Kamut Vollkorn) Couscous
- 200 ml Wasser/Gemüsebrühe
- 100 g Möhren
- 1 Ei
- Petersilie
- Curry
- Garam Masala
- 30 g Paniermehl
- 2 EL Bratöl
- nach Wunsch etwas Reibekäse und Zwiebelwürfelchen

Zubereitung

1. Bringen Sie das Wasser zum Kochen, fügen Sie die Gemüsebrühe hinzu und tauchen Sie den Couscous etwa 5 Minuten lang in eine Schüssel. Lassen Sie ihn dann etwas abkühlen.
2. Reinigen Sie gleichzeitig die Karotten, schälen und mahlen Sie sie gegebenenfalls.
3. Mischen Sie die Eier, geriebenen Karotten und Gewürze mit Semmelbröseln in den Couscous (fügen Sie bei Bedarf Zwiebeln und Käse hinzu) und schneiden Sie sie dann mit leicht feuchten Händen in 8 bis 10 Bratlinge.
4. Lassen Sie das Frittieröl in einer großen Pfanne erhitzen, senken Sie die Hitze ein wenig und braten Sie dann jede Seite der Bratlinge etwa 5 bis 6 Minuten lang. Nach dem Drehen mit einem Spatel flachdrücken. Es ist wichtig, dass die Pfanne nicht zu heiß ist, damit die Bratlinge innen gekocht werden können und nicht nur außen knusprig werden.

Couscoussalat mit Tomaten & Zucchini

Portionen: 4

Schwierigkeitsgrad: leicht

Zutaten

- 200 g Couscous
- 200 g kleine Zucchini
- 200 g Cocktailtomaten
- 1 Bund Lauchzwiebeln
- 4-5 Möhren
- 1 walnussgroßes Stück Ingwer
- 1 Bund Petersilie
- 1-2 Bio-Zitronen
- 5-6 EL natives Olivenöl
- Salz & Pfeffer

Zubereitung

1. 400 ml Wasser in einem Wasserkocher kochen. Couscous und 1 Teelöffel ungesalzene Gemüsebrühe in eine Schüssel geben und kochendes Wasser einfüllen. (380 ml Couscous sind körniger, 410 ml Couscous sind feuchter). 15 Minuten einweichen lassen..
2. Karotte schälen und in dünne Scheiben schneiden. Ingwer schälen und hacken. Beide in etwas Olivenöl ca. 5 Minuten braten. Tomaten waschen und halbieren. Die Zucchini waschen und in sehr feine Stücke schneiden. Die Frühlingszwiebeln waschen, waschen und diagonal in dünne Ringe schneiden. Petersilie waschen, trocken schütteln und hacken. Zitronensaft auspressen und mit Olivenöl mischen.
3. Alle Zutaten mischen und mit Gewürzen mischen. Mit Salz und Pfeffer würzen. Achten Sie bei der Zubereitung des Salats darauf, ihn vor dem Servieren erneut zu würzen.

Erbsenhummus

Portionen: 2

Schwierigkeitsgrad: leicht

Zutaten

- 250 g Erbsen (TK)
- 1 TL Zitronenabrieb
- 2 TL Zitronensaft
- 2 TL Tahin
- 2 EL Olivenöl
- Wasser
- (Salz, Pfeffer, Kreuzkümmel, Chili)

Zubereitung

1. Die Erbsen in den Topf geben, kochendes Wasser gießen und ca. 3 Minuten stehen lassen. Dann das Sieb abtropfen lassen und abtropfen lassen.
2. Waschen Sie die Zitrone mit heißem Wasser, trocknen Sie sie ab und wischen Sie etwas Schale ab. Die Zitrone halbieren und den Saft auspressen.
3. Geben Sie alle Zutaten der Erbsen in einen Mixer und schlagen Sie das Püree mit einem Stabmixer. Wenn die Konsistenz zu fest ist, etwas kaltes Wasser hinzufügen und erneut mischen.
4. Nehmen Sie etwas für das Baby heraus und fügen Sie nach Belieben mehr Säure, Salz und Gewürze hinzu.

Fischstäbchen selber machen

Portionen: 4

Schwierigkeitsgrad: mittel

Zutaten

- Ca. 400-600 g Fisch, z.B. Kabeljau
- 1 kg Kartoffeln
- 100-150 g Cornflakes
- 2 Eier oder 100 g Mehl mit 200 g Wasser vermischt
- Olivenöl
- Für Erwachsene: Salz, Pfeffer, Chili
- Remoulade:
- 200 g Schmand
- 2 EL Mayonnaise
- 4 Essiggurken
- 1 kleiner Apfel
- 1 TL Senf
- 1 TL Apfelessig
- Salz & Pfeffer

Zubereitung

1. Den Fisch waschen und trocken tupfen. In ca. 2-3 cm breite Streifen schneiden. Den Backofen auf 180 ° C vorheizen. Waschen Sie die Kartoffeln (legen Sie Bio-Kartoffeln auf die Haut), waschen Sie sie und schneiden Sie sie in dünne Scheiben oder Stangen. Für Babys kann es nur in Öl mariniert werden. Für Erwachsene mischen Sie es mit Öl, Salz, Pfeffer und Cayennepfeffer in einer Schüssel. Auf einem mit Backpapier ausgelegten Backblech verteilen und 30 Minuten backen.
2. Würzen Sie das Ei oder die Mehl-Panade für Erwachsene kräftig.
3. Mischen Sie Schmand und Mayonnaise zu Remoulade. Gurken und Apfel in Würfel schneiden. Mischen Sie es in die saure Sahne, dann fügen Sie Senf, Essig, Salz und Pfeffer hinzu, um zu schmecken.
4. Die Cornflakes hacken, auf einen Teller legen und hacken. Legen Sie die Fischfilets zuerst in das Ei oder Panade und drücken Sie sie dann fest in die Cornflakes. Das Frittieröl in einer Pfanne erhitzen und jede Seite der Fischstäbchen ca. 5 Minuten braten.
5. Servieren Sie die Fischstäbchen mit Remoulade und Ofenkartoffeln.

Leckerer Fleischbällchen

Portionen: 10

Schwierigkeitsgrad: mittel

Zutaten

- 250 g Rinderhackfleisch
- 1 kleine Zwiebel
- 2 EL selbstgemachte Vollkornsemmelbrösel
- 1 Ei
- Pfeffer, Salz, Paprika edelsüß
- Pommes:
- 2 große Kartoffeln
- 1 große Süßkartoffel
- 2 EL Olivenöl
- Thymian, Rosmarin

Zubereitung

1. Für Fleischbällchen Hackfleisch mit Eiern, Semmelbröseln und Gewürzen sowie gehackten Zwiebeln in einer Schüssel mischen. Dann formen Sie kleine Kugeln - ich bekomme 10 Fleischbällchen mit einem Durchmesser von 6 cm - und legen sie auf ein mit Backpapier ausgelegtes Backblech. Dann legen Sie die Fleischbällchen für 15 bis 20 Minuten in einen Ofen bei 200 ° C (maximal 220 ° C).
2. Wenn Sie mit Pommes Frites kombinieren möchten, können Sie diese zuerst zubereiten. Dazu die Kartoffeln schälen, waschen und in die gewünschten Stäbchen schneiden. Unsere Stöcke sind normalerweise 0,5 bis 1 cm breit. Mischen Sie die Holzstäbchen mit den gewünschten Kräutern in einer Schüssel wie Rosmarin und Thymian und legen Sie sie auf ein mit Backpapier ausgelegtes Backblech. Bei 220 ° C dauert es ungefähr 20 Minuten, um hausgemachte Pommes Frites zuzubereiten.
3. Wenn Sie noch Fleischbällchen zubereiten, schieben Sie das Blech nach ca. 5 Minuten auf die Pommes.

Köstliche Pasta mit Garnelen und Tomaten

Portionen: 2

Schwierigkeitsgrad: mittel

Zutaten

- 250 g Nudeln
- 1 kleine Zwiebel
- 2 EL Olivenöl
- 225 g Garnelen (netto), tiefgekühlt
- 130 g Cocktail- und/oder Kirschtomaten
- 200 g Frischkäse Natur
- 1 TL Tomatenmark
- 1 bis 3 Zehen Knoblauch
- Italienische, getrocknet Kräuter, Salz, Chili, Pfeffer
- frischer geriebener Parmesan

Zubereitung

1. Geben Sie das Nudelwasser hinein und bereiten Sie die Nudeln gemäß den Anweisungen auf der Verpackung zu. Oder bereiten Sie frische Pasta zu.
2. Zwiebel schälen, in Würfel schneiden, 1 Esslöffel Olivenöl in einem großen Topf ca. 4 Minuten braten, dann auf einen Teller legen. Legen Sie die Garnelen in eine kalte Pfanne und waschen Sie sie mit kaltem Wasser, lassen Sie das Wasser ab und braten Sie sie dann in einer Pfanne mit 1 Esslöffel Öl. Knoblauch schälen. Nach etwa fünf Minuten die Flüssigkeit aus dem Topf gießen / mit Ze-wa absaugen. Dann die Garnelen und den gehackten Knoblauch einige Minuten zusammen braten, bis sie knusprig werden. Tomatensauce und Frischkäse hinzufügen und umrühren. Waschen und schneiden Sie die Tomaten in zwei Hälften, dann fügen Sie sie hinzu. Fünf Minuten köcheln lassen. Wenn die Sauce zu dick ist, 50 ml warmes Wasser hinzufügen, falls erforderlich. Mit Kräutern (und Gewürzen) würzen und mit frisch geriebenem Parmesan kombinieren.

Gefüllte Brötchen mit Hackfleisch

Portionen: 16

Schwierigkeitsgrad: leicht

Zutaten

- 1 Pck. Trockenhefe
- 2 Eier
- 250 g Quark, Schmand oder Saure Sahne
- 200 g Dinkelvollkornmehl
- 370 g Dinkelmehl
- 60 ml lauwarmes Wasser
- 500 g gemischtes Hackfleisch
- 2 EL Bratöl
- Salz & Pfeffer & Paprika edelsüß & Cayennepfeffer

Zubereitung

1. Hefe und Wasser mischen. Mischen Sie die Eier, Quark und zwei Arten von Mehl in einer Schüssel. Fügen Sie die Hefemischung hinzu und kneten Sie sie gut mit dem Teighaken eines Handmixers oder einer Küchenmaschine oder Thermomix oder beiden Händen. Abdecken und an einem warmen Ort ca. 1 Stunde gehen lassen.
2. Gießen Sie das gehackte Öl mit einer Pfanne in das Öl. Mischen Sie die Babymischung nur mit süßem Chilipulver und (falls erforderlich) getrocknetem Oregano. Version für Erwachsene kräftig würzen.
3. Den Backofen auf 200 ° C vorheizen und ein Backblech mit Backpapier auslegen. Halbieren Sie den Teig, dann noch einmal und halbieren Sie dann jedes Stück, so dass Sie 16 Teige der gleichen Größe erhalten. Verteilen Sie sie jeweils auf einer leicht bemehlten Arbeitsfläche mit einem Durchmesser von 10-12 cm. Füllen Sie jeden Esslöffel mit Hackfleisch (oder Füllung), ziehen Sie die Ränder auf die Füllung und schließen Sie sie, um eine Kugel zu bilden. Legen Sie die Naht auf das Backblech. Wenn nötig, alle Brötchen mit Milch oder etwas Eigelb bestreichen, um die Oberfläche schöner zu machen. 15-20 Minuten backen.

Grüne Pfannkuchen

Portionen: 4

Schwierigkeitsgrad: leicht

Zutaten

- 5 Eier
- 500 ml Milch (Pflanzenmilch, Nussmilch oder Wasser)
- 150 g Reismehl oder Vollkornreismehl
- 2-3 Hand voll Babyspinat

Zubereitung

1. Mischen Sie alle Zutaten mit einem Mixer zu einem dünnen Pfannkuchenteig. Wenn nur Erwachsene es essen, fügen Sie einen halben Teelöffel Salz hinzu. Lassen Sie den Teig idealerweise etwa 30 Minuten ruhen, vorzugsweise bei Raumtemperatur.
2. In einem großen Topf etwa 1 Teelöffel Frittieröl für jeden Pfannkuchen erhitzen und mit einer Bürste gleichmäßig im Topf verteilen. Die Pfannkuchen auf beiden Seiten bei mittlerer Hitze ca. 4 Minuten backen. Das Geheimnis ist, die Crepes sehr langsam zu backen, damit sie beim Drehen nicht reißen.

Gemüsesoße mit Reis

Portionen: 4

Schwierigkeitsgrad: leicht

Zutaten

- 250 g Reis
- 1 große, dicke Möhre (200 g)
- 1 dicke Zucchini (200 g)
- 1 grüne Paprika
- 1 rote Paprika
- 1 gelbe Paprika
- 3 EL Bratöl
- 250 ml Reissahne
- 50 ml Gemüsebrühe, selbstgemacht
- 1 EL Cashewmus
- Salz, Pfeffer, Oregano

Zubereitung

1. Garen Sie den Reis nach Packungsanleitung in Salzwasser.
2. Falls erforderlich, Gemüse waschen, reinigen und schälen. Karotten und Zucchini in ca. 0,5 cm dicke Scheiben schneiden. Schneiden Sie den Pfeffer in zwei Hälften und entfernen Sie den Kern. Schneiden Sie ihn dann der Länge nach in etwa 5 cm breite Streifen. Schneiden Sie so viele Sterne wie möglich aus allen Gemüsescheiben aus. Mischen Sie alle Reste oder alles Gemüse und kochen Sie in einem Topf bei schwacher Hitze für 20 Minuten.
3. Öl in einem großen Topf erhitzen, dann die Karotten und Pfefferwürfel bei mittlerer Hitze anbraten. Nach ca. 5 Minuten fügen Sie die Zucchini hinzu, braten sie weitere 3 Minuten, damit das Gemüse gekocht wird, und köcheln dann eine Minute lang.
4. Nun die Gemüsebrühe in die Gemüsesauce im Topf geben und kurz kochen lassen. Nun die Avocado- und Reisnudeln dazugeben und mit Oregano, Salz und Pfeffer würzen.
5. Gießen Sie den Reis ab und servieren Sie ihn mit der Gemüsesoße für Kinder.

Kroketten aus Karotten, Linsen und Süßkartoffeln

Portionen: 25

Schwierigkeitsgrad: leicht

Zutaten

- (1 kleine Zwiebel)
- 1 TL Bratöl
- 400 g Süßkartoffeln
- 200 g Karotten
- 70 g rote Linsen
- 30 g Belugalinsen (oder nur rote Linsen verwenden)
- 250 ml Wasser
- 2 TL salzfreie Gemüsebrühe
- 70 g geriebener Käse, Mozzarella
- 1 Ei
- 20 g Vollkornbrösel (nach Wunsch/Geschmack und für Größere: Salz, Pfeffer, Paprika, Curry, Knoblauch) zum Panieren:
- 70 g Vollkornbrösel

Zubereitung

1. Für die Gemüsemischung die Zwiebel würfeln. Süßkartoffeln und Karotten schälen, waschen und in große Stücke schneiden. In einem großen Topf etwas Öl erhitzen und die Karotten und Süßkartoffelstücke (Zwiebeln) fünf Minuten lang anbraten. Waschen Sie die Linsen mit kaltem Wasser in einem geschlitzten Löffel, lassen Sie das Wasser ab und geben Sie sie in den Topf. Gießen Sie Wasser und ungesalzene Gemüsesuppe hinein und decken Sie den Topf ab. 20 bis 25 Minuten kochen lassen, um alles zu erweichen, dann mit einem Kartoffelstampfer zerdrücken, um eine weiche Masse zu bilden. Lassen Sie diese ca. 15 Minuten abkühlen. Dann fügen Sie Eier, Käse und 20 Gramm Semmelbrösel hinzu.
2. Verteilen Sie Pergamentpapier auf einem oder zwei

Backblechen und heizen Sie den Ofen auf 200 ° C vor. Streuen Sie die Krümel auf die Platte.

3. Nehmen Sie nun einen feuchten Teig und drücken Sie ihn in die Wurst. Wenn der Teig noch zu weich ist und nicht zusammenklebt, können Sie weitere Krümel hinzufügen.
4. Der Teig sollte grob zu Stäbchen geformt und dann zu Krümeln verarbeitet werden. Es kann sogar präziser geformt und dann auf ein Backblech gelegt werden. Machen Sie so weiter, bis der gesamte Teig aufgebraucht ist.
5. Da mein Ofen nur von oben / unten heizt, habe ich das Blech nach etwa 35 Minuten Backzeit gewechselt und dann alles weitere 10 Minuten gebacken - insgesamt 45 Minuten bei 200 ° C. Die Backzeit variiert bei Umluft etwas.

Eine bunte Bowl mit Bratlingen und Rohkost

Portionen: 6

Schwierigkeitsgrad: mittel

Zutaten

- 100 g Feta
- 1 Ei
- 70 g grob geraspelte Zucchini
- Für zwei bunte Bowls:
- ½ Salatgurke
- 10 Coktailtomaten
- 2 mittelgroße Möhren
- 1 Avocado
- 125 g Rucola
- 100 g Feta
- 50 g Nussmischung
- Blaubeeren und Granatapfelkerne sowie Balsamikoreduktion zum Garnieren
- Dip:
- 1 Becher Schmand
- Salz & Pfeffer
- Abrieb von 1 Zitrone
- 1 TL Olivenöl

Zubereitung

Bratlinge:

1. Bereiten Sie den Teig für die Bratlinge erst wie auf der Packung angegeben mit Wasser zu.
2. Fahren Sie nach dem Anrühren mit den Vorbereitungen für die Bowl fort.
3. Geben Sie nach der Quellzeit das Ei, Zucchini sowie zerbröselten Feta dazu und vermischen Sie alles gut.
4. Formen Sie, mit anfgefeuchteten Händen zu etwa 8 Bratlingen, legen Sie diese auf einem großen flachen

Teller.
5. Braten Sie die Bratlinge nach Packungsanweisung.

Dip:

1. Rühren Sie Schmand mit den Gewürzen, Öl sowie Zitronenabrieb glatt.
2. Hacken Sie die Nüsse grob und rösten Sie sie in einer kleinen Pfanne ohne Fett an, bis sie leicht duften.
3. Für die Bowl das Gemüse waschen, reinigen und hacken. Die Gurke in dünne Scheiben schneiden, in dünne Scheiben schneiden, die Tomaten halbieren, die Karotten hacken, die Avocados in dünne Scheiben schneiden, den Salat waschen, trocken schleudern und pflücken. Ordnen Sie alles auf zwei tiefen Tellern nebeneinander an. Den Feta leicht zerbröckeln und hinzufügen. Die Dip-Sauce auf den Teller geben. Gießen Sie den Balsam auf die Rucola und bestreuen Sie ihn mit Blaubeeren, Granatapfelkernen und Nüssen. 3 Bratlinge hinzufügen und servieren.

Hackbällchen mit Kürbis und Tomatensoße

Portionen: 12

Schwierigkeitsgrad: leicht

Zutaten

- 135 h geriebener Hokkaido-Kürbis
- 250 g Hackfleisch
- Nach Bedarf: Salz, Pfeffer und Curry
- 2 EL Bratöl
- 1 Dose stückige Tomaten à 400 g
- Optional: Gnocchi, Reis oder Nudeln dazu

Zubereitung

1. Mahlen Sie einen feinen oder mitteldicken Hokkaido-Rost. Das Hackfleisch mit den Händen kneten. Dies ist wichtig, damit die Kugeln beim Braten in der Pfanne zusammenkleben.
2. Formen Sie mit nassen Händen etwa 12 Kugeln in Walnussgröße. Das Frittieröl in einer Pfanne erhitzen und die Kugeln bei mittlerer Hitze braten. Drehen Sie die Pfanne von Zeit zu Zeit, damit die Kugeln in alle Richtungen backen. Wenn die Kugel braun wird, fügen Sie Tomatenmark hinzu und kochen Sie sie 10 Minuten lang bei mittlerer Hitze. Decken Sie den Topf am besten mit einem Deckel ab. Wenn kein Deckel vorhanden ist, können Sie mit dem Backgeschirr einen Garraum schaffen..
3. Nehmen Sie einen Ball aus dem Topf und prüfen Sie, ob er fertig ist. Lassen Sie die Bälle der Kinder gut abkühlen.

Haferplinsen

Portionen: 18

Schwierigkeitsgrad: leicht

Zutaten

- 150 g Haferflocken
- 1 Zwiebel
- 2 Möhren
- 2 Eier
- 2 EL Mehl
- (Kräutersalz)
- 200 ml abgekühlte Gemüsebrühe
- ½ Bund Petersilie
- 2 EL Bratöl
-

Zubereitung

1. Geben Sie für die Plinsen die Haferflocken in eine Schüssel. Zwiebel schälen, in kleine Würfel schneiden und hinzufügen. Die Karotten putzen, schälen und mahlen, dann in eine Schüssel mit Eiern und Mehl geben. Fügen Sie Gemüsebrühe hinzu und mischen Sie alles mit gewaschener und gehackter Petersilie.
2. Lassen Sie handtellergroße Plinsen formen und in einer heißen Pfanne in etwas Öl von jeder Seite etwa 3 bis 4 Minuten knusprig anbraten.

Hirsebällchen

Portionen: 30

Schwierigkeitsgrad: leicht

Zutaten

- 130 g Hirse
- 450 ml Wasser oder nicht gesalzene Gemüsebrühe/Fond
- 40 g Haferflocken
- 1 Ei
- 60 g Mehl (Dinkel)
- 120 g fein geraspelte Möhren
- 2 EL Olivenöl
- Thymian
- Rosmarin
- Muskatnuss
- optional: 100 g geriebenen Käse
- (Bratöl)

Zubereitung

1. Hirse in einen kleinen Topf mit Flüssigkeit geben und kochen. Etwa 20 Minuten bei der niedrigsten Temperatur einweichen und dann von Zeit zu Zeit umrühren. Dann sollte die Flüssigkeit vollständig verdampft sein.
2. Lassen Sie die Hirse etwas abkühlen (etwa 15 Minuten) und vermischen Sie sie mit allen anderen Zutaten ordentlich.
3. Formen Sie mit leicht angefeuchteten Händen oder zwei Löffeln kleine Kugeln und lassen Sie sie direkt in einen Topf mit großem Durchmesser mit leicht kochendem Wasser fallen. Die Bällchen sind fertig, wenn sie an der Oberfläche schwimmen. Sie benötigen, je nach Größe brauchen etwa 5 Minuten.
4. Nehmen Sie sie mit eine Schöpfkelle oder einem Löffel heraus und lassen Sie sie auf Küchenkrepp oder einem Nudelsieb abtropfen.
5. Braten Sie sie, wenn gewünscht in etwas Bratöl leicht an.

Gemüsestangen

Portionen: 12

Schwierigkeitsgrad: leicht

Zutaten

- 250 g (Dinkel)Mehl
- 2 TL Backpulver
- 30 g Quark (in Alice Rezept: griechischer Joghurt)
- 1 Möhre
- 1 kleine Zucchini
- 90 g Butter
- Kräuter nach Wahl (ich habe Oregano verwendet)
- optional: 1 Eigelb zum Bestreichen der Stangen. Habe ich weg gelassen, da ich alle Eier schon verbacken hatte...

Zubereitung

1. Raspeln Sie Zucchini und Karotte fein und geben Sie frisch gehackte oder getrocknete Kräuter hinzu.
2. Geben Sie Weiche Butter sowie alle anderen Zutaten ebenfalls dazu.
3. Verkneten Sie alles mit den Händen zu einem Teig.
4. Rollen Sie Fingerdicke Stangen und legen Sie sie auf ein mit Backpapier ausgelegtes Blech.
5. Mein Tipp: Machen Sie die Stangen nicht zu dick, da sie sonst richtig aufgehen.
6. Bestreichen Sie sie, wenn gewünscht mit verquirltem Eigelb.
7. Backen Sie sie bei 180°C 15 Min.. Nicht mehr, sonst werden die Sticks zu trocken und spröde.

Kartoffelwaffeln

Portionen: 6

Schwierigkeitsgrad: leicht

Zutaten

- 400g Kartoffeln
- 3 Eier
- ½ kleine Zwiebel
- 25 g Speisestärke
- 40 g geriebenen Käse
- 70 g Dinkelmehl
- 100 g Sahne
- Thymian
- Majoran
- Estragon
- 50-100 g Speckwürfelchen

Zubereitung

1. Kartoffeln schälen und schneiden, in kleine Würfel schneiden und kochen. Aber nicht zu weich.
2. Wenn die Kartoffeln weich werden, können Sie sie grob mit Kartoffelpüree zerdrücken. Aber zerdrücken Sie es nicht zu einem feinen Brei .
3. Würfeln Sie die Zwiebel ganz fein.
4. Zu den gestampften Kartoffeln gibst du nun die Zwiebel, die Eier und den Käse und rührst alles mit einem Holzlöffel ordentlich durch.
5. Fügen Sie nun die Zwiebel, das Ei und den Käse zu den Kartoffelpürees hinzu und mischen Sie sie mit einem Holzlöffel gründlich durch. 5. Nun Kartoffelmehl und Mehl und Sahne abwechselnd zum Kartoffelteig geben und gut umrühren. Stellen Sie sicher, dass Sie das Mehl gut mischen. Sie können zwischen den beiden Sahne hinzufügen, um zu verhindern, dass der Teig zu hart und zu hart wird.
6. Jetzt können Sie Thymian, Majoran und Estragon nach Geschmack und Mischung hinzufügen. Ich benutze immer selten Majoran und Estragon, weil sie einen starken Geschmack haben..
7. Fetten Sie das Waffeleisen vor dem Backen jeder Waffel gut mit Butter ein, damit die Waffeln nicht kleben bleiben.
8. Die Backzeit beträgt etwa fünf bis sechs Minuten.

Kartoffelpfannkuchen

Portionen: 20

Schwierigkeitsgrad: leicht

Zutaten

- 1000 g Kartoffeln
- 150 g Zwiebeln
- 1 EL Zitronensaft
- (1 TL Salz)
- 20 g Speisestärke
- 20 g Haferflocken
- 1 Ei
- Öl zum Braten
- Apfelmus

Zubereitung

1. 1. Kartoffeln schälen und hacken. Zwiebel würfeln. Alle Zutaten in eine große Schüssel geben und gut mischen. Formen Sie kleine runde Pfannkuchen von Hand und backen Sie sie dann langsam in einer heißen Pfanne mit Öl, um die Hitze zu reduzieren. Die Pfannkuchen auf beiden Seiten ca. 5 Minuten backen.
2. Geben Sie entweder Apfelmus dazu oder schneiden Sie Äpfel und kochen Sie sie in etwas Wasser kochen und reichen sie sie als sehr grobes Apfelkompott dazu.

Kürbis One Pot Pasta

Portionen: 4

Schwierigkeitsgrad: leicht

Zutaten

- 1 kleine Zwiebel
- 350 g Hokkaidokürbisfleisch
- 120 g Möhren
- 400 ml Kokosmilch
- 300 – 400 ml Gemüsebrühe
- 250 g Penne
- 2 EL Bratöl
- Curry, Kurkuma
- (Salz, Pfeffer, Chili)

Zubereitung

1. Zwiebel schälen und in kleine Würfel schneiden. Schneiden Sie 350 Gramm Kürbisfleisch von Hokkaido-Kürbissen (waschen, reinigen, halbieren, ggf. vierteln. Kern und faseriges Gewebe entfernen).
2. Die Schüssel kann in Hokkaido bleiben!) In 1-2 cm große Würfel schneiden. Die Größe der Würfel kann unterschiedlich sein, also halten Sie etwas gekochte Sauce und einige Würfel als Gemüse zusammen.
3. Karotten waschen und in dünne Scheiben schneiden. Lassen Sie nun das Frittieröl in einem großen Topf erhitzen, saugen Sie die Zwiebel 2 Minuten unter Rühren auf und braten Sie dann die Kürbis- und Karottenstücke 3 Minuten lang. Mit Kokosmilch und 300 ml Original-Saft glasieren.
4. Fügen Sie die Nudeln direkt hinzu und kochen Sie sie dann gemäß der auf der Verpackung angegebenen Garzeit. Möglicherweise dauert sie etwas länger. Gelegentlich umrühren und bei Bedarf 100 ml heißes Wasser hinzufügen. Kochen Sie die Nudeln 15 Minuten lang. Die angegebene Zeit beträgt 11 Minuten.
5. Mit mildem Currypulver und etwas Kurkuma würzen. Ich würze gerne mit unseren Gewürzen: Chiliflocken, Salz, Pfeffer. Nehmen Sie die restlichen Taschentücher heraus.

Kürbiswaffeln

Portionen: 7

Schwierigkeitsgrad: leicht

Zutaten

- 150 g Butter
- 2 Eier
- 150 g Dinkelmehl
- 2 TL Backpulver
- 150 g Kürbispürree (Hokkaido)
- 100 ml Milch (ich habe Kuhmilch verwendet, aber auch Pflanzendrinks eignen sich)
- Kardamom
- Curry
- Bratöl, Pinsel

Zubereitung

1. Mischen Sie die Butter bis sie schaumig ist, fügen Sie dann die Eier hinzu und rühren Sie sie erneut bis sie schaumig sind. Kürbispüree hinzufügen und umrühren. Dann Mehl, Backpulver und Gewürze langsam umrühren. Lassen Sie immer etwas Milch langsam zwischen den beiden fließen, damit der Teig nie zu hart wird. Stellen Sie sicher, dass der Teig nicht klumpig ist und das Mehl immer gleichmäßig gemischt wird.
2. Nach dem Ölen des Eisens ist es schön heiß. Sie können den Teig mit einer kleinen Kelle oder einem großen Löffel in das Eisen gießen.
3. Backen Sie sie etwa 7 Minuten backen.

Lasagne-Muffins mit Lachs und Spinat

Portionen: 12

Schwierigkeitsgrad: mittel

Zutaten

- Lasagneplatten:
- 150 g Mehl Typ 00
- 100 g Weizengries
- 1 großes Ei und 35 ml Wasser (es müssen insgesamt 95 g Flüssigkeit sein)
- Füllung:
- 1 kleine Zwiebel
- 1 Knoblauchzehe
- 2 EL Olivenöl
- 200 g Lachsfilet (TK)
- 250 g Blattspinat, gehackt (TK)
- 200 ml Sahne
- 1 EL Limettensaft
- Curry, Muskat, Salz, Pfeffer
- 110 g geriebener Käse (Mozzarella und Gratinkäse)

Zubereitung

1. Holen Sie Lachs und Spinat aus dem Gefrierfach.
2. 2. Verwenden Sie zuerst einen Nudelhersteller, um Lasagne zuzubereiten. Wenn der Teig geknetet ist, können Sie die Muffinform mit ein paar Blättern Backpapier auslegen. Wenn Sie den Teig verteilen, schneiden Sie die Lasagne in zwei bis vier Zoll lange Stücke und legen Sie sie auf das Tuch. Nachdem der Teig vollständig ausgehärtet ist, kann der Ofen auf 175 ° C vorgeheizt werden. Spinat in einem kleinen Topf bei mittlerer Hitze auftauen lassen.
3. Zwiebel und Knoblauch schälen und hacken, in Würfel schneiden, in ca. 6 Stücke schneiden und in einem großen Topf mit 2 Esslöffeln Öl fünf Minuten braten. Lachs muss nicht vollständig gekocht werden, da er noch

im Ofen gekocht werden kann. Jetzt fügen Sie Spinat und Sahne sowie 50 Gramm geriebenen Käse hinzu und würzen das Gewürz kräftig (für Essanfänger etwas von der ungewürzten Soße beiseite stellen – für einen Muffin brauchen Sie 2 EL Soße).

4. Jetzt können Sie die Lasagne-Muffins schichten. Geben Sie einen Teller Nudeln in jedes Loch, füllen Sie ihn mit einem Esslöffel Gewürz und legen Sie einen weiteren Teller Nudeln darauf. Zum Schluss einen Löffel Gewürz hinzufügen. Die restlichen 60 Gramm Käse auf alle Muffins verteilen.
5. Backen Sie die Muffins im Ofen 17 bis 20 Minuten.

Lauch-Trauben-Risotto

Portionen: 2

Schwierigkeitsgrad: leicht

Zutaten

- 150 g Risottoreis
- 1 EL Butter
- 1 EL Olivenöl
- 1 kleine Zwiebel
- 1 dünne Stange Lauch
- Ca. 30 dunkle Trauben
- Ca. 300 ml Wasser
- 30 g Parmesan
- 1 EL Butter
- Frische Kräuter, Salz & Pfeffer

Zubereitung

1. Waschen Sie den Lauch, vierteln Sie ihn der Länge nach und schneiden Sie ihn in 1 cm große Stücke. Die Trauben waschen und halbieren. Zwiebel schälen und würfeln. Öl und Butter in einer Pfanne erhitzen und schmelzen.
2. Die Zwiebel bei mittlerer Hitze 4 Minuten braten. Fügen Sie den Reis hinzu und braten Sie ihn 2-3 Minuten unter Rühren. Verwenden Sie dann 2 Schöpflöffel, um das Wasser zu löschen, und erhitzen Sie es unter Rühren über einem niedrigen Feuer, bis die Flüssigkeit verdunstet ist.
3. Dann fügen Sie 2 weitere Kellen Wasser hinzu. Unter Rühren wieder zum Kochen bringen. Dann den Lauch hinzufügen, dann etwas Wasser hinzufügen und umrühren, bis alles absorbiert ist .
4. Nach ca. 25 Minuten wird der Reis weich / gekocht und die Flüssigkeit ist aufgebraucht. (Möglicherweise benötigen Sie mehr oder weniger Flüssigkeit)
5. Reiben Sie den Parmesan fein. Mischen Sie Parmesan, die restliche Butter und die Trauben unter, nehmen Sie den Topf vom Herd, legen Sie den Deckel drauf und lassen Sie ihn 5-10 Minuten ruhen.
6. Nehmen Sie dann für dein Baby eine Portion weg und streichen Sie sie auf einem Teller aus, so dass es auskühlt und klebrig wird. Würzen Sie die Elternportion mit Salz und Pfeffer. Wenn die Salsicce-Wurst angebraten und damit gegessen wird, schmeckt sie wirklich gut.

Linsensuppe vegan mit Kürbis

Portionen: 4

Schwierigkeitsgrad: leicht

Zutaten

- 1 Zwiebel
- 1 TL Paprika edelsüß
- 1 EL Tomatenmark
- 1 Tasse Linsen (gemischt oder nur eine Sorte) (mind. 300 g)
- 1 Liter salzfreie Gemüsebrühe
- 500 g Kürbis-Fruchtfleisch
- Optional: Vegane Würstchen
- 1-2 EL Essig
- Für Erwachsene:
- Salz & Pfeffer, Cayennepfeffer, Petersilie

Zubereitung

1. Zwiebel schälen und würfeln. Öl in einem großen Topf erhitzen und die Zwiebeln bei mittlerer Hitze anbraten. Fügen Sie süßen Paprika und Tomatensauce hinzu, dann backen Sie kurz. Fügen Sie die Linsen hinzu und braten Sie sie 1-2 Minuten lang. Dann mit Brühe glasieren, kochen und Sauce in einem geschlossenen Topf bei schwacher Hitze.
2. Putzen Sie direkt den Kürbis und würfeln Sie ihn 1 cm groß. Geben Sie den Kürbis dazu und lassen Sie die Linsensuppe ca. 25-30 Min köcheln.
3. 3. Geben Sie die Linsen von Zeit zu Zeit in den Topf. Vielleicht braucht die Suppe mehr Flüssigkeit. Abhängig von der gewünschten Flüssigkeitsmenge können Sie auch 1 Dose gehacktes Weizengras (400 g) hinzufügen.
4. Überprüfen Sie, ob die Linsen gekocht sind, fügen Sie dann vegane Wurst hinzu und würzen Sie sie mit 1-2 Esslöffeln Essig.
5. Für Erwachsene würzen, nach Belieben Salz, Pfeffer und Chilipulver hinzufügen. Mit Petersilie servieren.
6. Hinweis: Die Linsensuppe bleibt lange heiß. Wenn Sie Ihrem Kind die Linsensuppe geben, achten Sie bitte darauf, dass sie gut gekühlt ist.

Maispuffer

Portionen: 16

Schwierigkeitsgrad: mittel

Zutaten

- 1 Ei
- 200 ml Milch
- 90 g Dinkelvollkornmehl
- 1½ TL Backpulver
- 70 g geriebenen Käse, z.B. Gouda oder Mozzarella
- 140 g Mais (abgetropft aus der Dose oder gekochten Mais)
- 60 g geriebene Zucchini
- 1 TL salzfreie Gemüsebrühe*
- frische krause Petersilie
- 2 TL Bratöl
- (Gewürze nach Geschmack, z.B. Salz, schwarzen Pfeffer, Paprika scharf oder edelsüß)

Zubereitung

1. In einer Schüssel die Eier und die Milch mit einer Gabel oder einem Schneebesen umrühren, dann nach und nach Mehl und Backpulver einfüllen und gründlich umrühren..
2. Dann Käse, Mais und Zucchini kurz umrühren und mit Gemüsebrühe würzen.
3. Einige Korianderscheiben waschen, zum Trocknen schütteln, in kleine Stücke schneiden und dann umrühren.
4. Erhitzen Sie die Pfanne mit Öl und geben Sie dann langsam die erforderliche Menge Teig hinzu, um kleine Tortillas zu bilden. Ich habe einen Esslöffel und einen halben Esslöffel Teig verwendet, daher hat der Puffer eine gute Größe für uns.
5. Die Puffer auf beiden Seiten bei mittlerer Hitze zwei bis drei Minuten braten.

Herzhafte Möhrenwaffeln mit Bergkäse

Portionen: 10

Schwierigkeitsgrad: leicht

Zutaten

- 300 g Dinkelmehl
- 2 TL Backpulver
- 200 g Schmand
- 250 ml Milch
- 3 Eier
- 80 g Bergkäse
- 550 g Möhren
- 100 g Lauch oder Frühlingszwiebeln
- Bratöl oder anderes Fett
- Muskatnuss
- Paprika, edelsüß
- Salz & Pfeffer

Zubereitung

1. Schlagen Sie Eier, Milch und Schmand in einer Schüssel leicht schaumig auf.
2. Stäuben Sie Mehl und Backpulver drüber und verrühren Sie es.
3. Reiben Sie den Bergkäse und geben Sie ihn zum Teig geben.
4. Schneiden Sie Frühlingszwiebeln oder Lauch in feine halbe Ringe und geben Sie sie dazu.
5. Raspeln Sie die Möhren fein und geben Sie sie ebenfalls zum Teig.
6. Vermengen Sie alles gut und lassen Sie es etwa 10min. stehen.
7. Fetten Sie das Waffeleisen leicht ein und backen Sie die Waffeln nach und nach aus.
8. Wenn Sie einen Hochleistungsmixer oder Thermomix haben, können Sie auch Karotten und Käse hacken. Ich war zu faul zum Mahlen, ich habe einfach alles zerhackt.

Nudelauflauf mit verstecktem Gemüse

Portionen: 4

Schwierigkeitsgrad: mittel

Zutaten

- 250-300 g Vollkornpasta
- 100 g Berglinsen (ersatzweise 1 Dose Linsen à 240 g Abtropfgewicht)
- 1 Fenchel
- 6 braune Champignons
- 300 g Hokkaido-Kürbis (Fruchtfleisch gewogen)
- 2 EL Bratöl
- 1 Knoblauchzehe
- 100 g Creme Vega (ersatzweise Schmand)
- 1 Dose stückige Tomaten à 400 g
- 1 TL Paprika edelsüß
- Salz und Pfeffer (für breifreibaby weglassen)
- 50 g Cashewkerne
- 1 TL grobes Salz
- 2 EL Hefeflocken

Zubereitung

1. Die Vollkornnudeln in (Salzwasser) kochen, bis sie aushärten. Fügen Sie die doppelte Menge Wasser zu den Linsen zwischen den Linsen hinzu und kochen Sie. (Oder gießen Sie die Linse aus der Dose)
2. Den Fenchel waschen, reinigen und grob hacken. Die Pilze putzen und grob hacken. Fenchel und Pilze in 3-4 Sekunden hacken. (Alternativ können Sie es auch mit einem Messer hacken.) Waschen Sie den Kürbis und hacken oder mahlen Sie ihn. Öl in einem großen Topf oder einer Pfanne erhitzen und Fenchel, Champignons und Kürbis 8 Minuten lang anbraten. Knoblauch schälen und trocken drücken. Fügen Sie 100 Gramm Creme Vega und stückige Tomaten hinzu. Fügen Sie süßes Chilipulver, Salz und Pfeffer hinzu, um zu schmecken.

(Bei babyfreien sollte vor dem Würzen eine kleine Portion entgenommen werden) Die Linsen und die Pasta abgießen und unter die Gemüsemasse mischen. Füllen Sie alles in eine große Auflaufform füllen. (Mischen Sie für breifreibabys extra Nudeln und Linsen unter die ungewürzte Masse und backen Sie sie in einer Miniauflaufform.)

3. Heizen Sie den Ofen auf 180 °. Mahlen Sie die Cashewnüsse in einer Küchenmaschine mit 1 Teelöffel grobem Salz und Hefepulver und verteilen Sie sie dann auf dem Auflauf. 25-30 Minuten backen.
4. Achten Sie beim Essen darauf: Der Auflauf hält die Wärme lange.
5. Bereiten Sie für Beikoststarter ohne Salz zu.

Nudelauflauf mit Tomaten

Portionen: 4

Schwierigkeitsgrad: leicht

Zutaten

- 400 g Penne
- 1 Dose gehackte Tomaten (oder eingekochte Passata)
- 1 Becher Sahne
- getrocknete Kräuter, z.B. italienische Kräuter
- 1 Kugel Mozzarella
- Salz & Pfeffer

Zubereitung

1. Kochen Sie die Penne in kochendem Wasser al dente, sie müssen nicht komplett gar sein.
2. Heizen Sie den Backofen auf 180° vor.
3. Mischen Sie die Tomatensoße mit der Sahne und würzen Sie sie mit Kräutern. (Auch Knoblauch passt gut)
4. Schneiden Sie den Mozzarella in dünne Scheiben.
5. Geben Sie die Penne in eine große Auflaufform. Verteilen Sie die Tomaten-Sahne-Soße darüber und belegen Sie sie mit Mozzarella. Backen Sie sie für ca. 20 Minuten.
6. Erwachsene: Fügen Sie einfach Salz und Pfeffer hinzu, um zu schmecken. Oder teilen Sie den Nudelteil in 2 Backformen und würzen Sie diese sofort.

Ofengemüse

Portionen: 2

Schwierigkeitsgrad: mittel

Zutaten

- 2 Zucchini
- 1 gelbe Paprika
- 1 Fenchel
- 3 große Karotten
- 2 Pastinaken
- 1 kleiner Butternut Kürbis
- 1 Rote Beete
- 1 Knolle Knoblauch
- 2 Zwiebeln
- Olivenöl
- Thymian, Rosmarin
- (Pfeffer, Salz)
- Für den Quarkdip:
- 500 g Magerquark
- 1 Schmand oder Creme fraîche
- 1 EL Kräuteressig
- 1 EL Olivenöl
- Salz, Pfeffer, verschiedene frische Kräuter
- Für dein breifreibaby als Dip:
- etwas Naturjoghurt mit frischen Kräutern

Zubereitung

1. Bereiten Sie die verschiedenen Gemüsesorten vor:
2. Zucchini waschen und in kleine Streifen schneiden.
3. Paprika waschen, halbieren, entkernen, in dünne Streifen schneiden und mit der Zucchini beiseitelegen.
4. Waschen Sie den Fenchel, entfernen Sie die trockenen Stellen und Enden und schneiden Sie die Knollen in Viertel oder Achtel.
5. Karotten und Pastinaken schälen, beide Enden entfernen und in dicke Streifen schneiden.

6. Den Kürbis schälen, halbieren, die Samen entfernen und in Stäbchen schneiden.
7. iehen Sie die Rote Beete ab (tragen Sie vorzugsweise Handschuhe) und schneiden Sie sie in Stifte.
8. In einer Schüssel mit Olivenöl und Kräutern wie Thymian und Rosmarin marinieren und dann auf einem Backblech verteilen.
9. Die Zwiebel schälen, in dünne Scheiben schneiden und auf das Tablett legen.
10. Schneiden Sie die Knoblauchknollen quer in zwei Hälften und legen Sie sie auf das Tablett (mit der Schale).
11. Auf zwei mit Backpapier ausgelegten Backblechen 15 Minuten bei 200 ° C backen, dann Zucchini und Pfeffer hinzufügen und weitere 25 Minuten in den Ofen stellen.
12. Rühren Sie dazu den Kräuterquark/Joghurt an und servieren.

One-Pot-Pasta

Portionen: 4

Schwierigkeitsgrad: leicht

Zutaten

- 500 g kurze Pasta
- 400 g Hühnchen
- 1 Zwiebel
- 1 Knoblauchzehe (optional)
- 1 TL mildes Curry
- ½ TL Kurkuma
- 1 Liter Gemüsebrühe
- 200 g Sahne
- 3 EL Olivenöl
- 500 g Brokkoli
- 100 g Parmesan
- Basilikum

Zubereitung

1. Zwiebel und Knoblauch schälen und hacken. Brokkoli in Röschen schneiden und waschen. Das Huhn in 2 cm große Stücke schneiden.
2. Olivenöl in einem großen Topf bei schwacher Hitze erhitzen. Zwiebel und Knoblauch darin ca. 3 Minuten braten. Fügen Sie Huhn, Curry und Kurkuma hinzu, um zu schmecken. Brokkoli, Nudeln, Gemüsesuppe und Sahne hinzufügen. In einem luftdichten Topf bei schwacher Hitze ca. 15 Minuten kochen lassen. Gleichzeitig wird Parmesan grob gebrochen. Basilikumblätter waschen.
3. Probieren Sie vor dem Ende der Garzeit eine Nudel und Brokkoli, um festzustellen, ob dies erledigt ist. In etwa 1/3 des Käses falten und in eine luftdichte Pfanne auf eine geschlossene Kochplatte legen.
4. Die Nudeln auf den Teller legen. Für Erwachsene mit Salz und Pfeffer würzen, mit Käse bestreuen und mit Basilikum garnieren. Nach der Ernährungserfahrung des Babys wird es mit Käse und Gewürzen verfeinert.

Panierte Zucchini mit knuspriger Panade

Portionen: 1

Schwierigkeitsgrad: leicht

Zutaten

- 1 Zucchini á 180 g
- 2 große Eier
- 40 g Parmesan
- 3 EL Mehl
- 5 EL Vollkornbrösel, z.B. aus alten Brotresten selber machen
- 5 EL Pop Brösel (können auch durch Semmel- oder Vollkornbrösel ersetzt werden)
- 6 EL Bratöl
- ½ Becher Schmand
- getrockneter Thymian

Zubereitung

1. Reinigen Sie zuerst die Zucchini, schneiden Sie beide Enden ab, schneiden Sie sie in dünne Scheiben oder schneiden Sie sie in 0,5 cm breite Scheiben. Wenn es einen Slicer gibt, kann die Dicke angepasst werden.
2. Bereiten Sie drei tiefe Tellern zum Panieren vor.
3. Teller: das Mehl
4. Teller: Mischen Sie die Eier mit einer Gabel, bis das Eiweiß und das Eigelb gleichmäßig vermischt sindTeller: die Bröselmischung und den geriebenen Parmesankäse
5. Nun drehen Sie die Zucchinischeiben nach und nach, zuerst Mehl, dann Eier, dann Semmelbrösel und Käsemischung.
6. Am besten bereiten Sie ein paar Scheiben vor und lassen den Topf dann richtig aufheizen. In einer großen Menge Frittieröl (ca. 2 Esslöffel pro Portion) können Sie die Zucchini eine Minute lang richtig erhitzen und dann schnell auf niedrige bis mittlere Hitze reduzieren. Nach weiteren vier Minuten die Zucchini vorsichtig wenden und von hinten 5 Minuten braten, bis sie knusprig ist.
7. Ich brauchte drei Durchgänge, um alle Zucchinischeiben zu kochen.
8. Dazu gibt es glattgerührten Schmand mit Thymian zum Dippen.

Pastinakenpommes mit Rote-Bete-Ketchup

Portionen: 8

Schwierigkeitsgrad: leicht

Zutaten

Pommes:

- 1 kg Pastinaken
- 4 EL Olivenöl
- 1 TL Currypulver
- 1 TL Paprika scharf
- 1 Messerspitze Kreuzkümmel
- 4 EL Olivenöl oder Sesamöl
- 4 EL Polenta

Ketchup:

- 500 g vorgekochte Rote Bete
- 1 große Zwiebel
- 2 EL Olivenöl
- 80 ml Essig, z. B. dunkler Balsamico
- 80 g Zucker
- ½ TL Kreuzkümmel
- 1 TL gemahlener Kreuzkümmel
- 2 EL Senf
- Salz & Pfeffer
- Auf Wunsch: 100 g Schmand und ½ Bund frischer Dill

Zubereitung

1. Den Backofen auf 220 ° C vorheizen. Die Pastinaken schälen und in 4 cm lange und 1 cm dicke Holzstäbchen schneiden. In einer großen Schüssel mit Gewürzen und Öl mischen und nach Belieben mit Salz und Pfeffer abschmecken. (Natürlich bereiten Sie es separat für das Baby vor.) Fügen Sie Polenta hinzu, bis alle Pommes

Frites überzogen sind. Ein Backblech mit Backpapier auslegen und ca. 30 Minuten backen. Wenn möglich, einmal mit einem Schaber drehen.

2. Für den Ketchup Rote Beete und Zwiebel würfeln. Öl in einer Pfanne erhitzen und in der Pfanne braten. Fügen Sie den Essig hinzu, mischen Sie einmal und fügen Sie dann alle anderen Zutaten hinzu. In einer luftdichten Pfanne ca. 15 Minuten kochen lassen. Die Früchte fein pürieren, dann nach Belieben Salz und Pfeffer hinzufügen. Dann habe ich 100 Gramm Schmand hinzugefügt, weil es mir besser gefällt. Aber jeder kann selbst entscheiden. Frischer Dill passt gut dazu.
3. Sie können den Ketchup in einem Schraubglas 1 Woche im Kühlschrank aufbewahren.

Pesto mit Brokkoli

Portionen: 4

Schwierigkeitsgrad: leicht

Zutaten

- 500 g Brokkoli (wir haben TK-Brokkoli verwendet, den gibt es hier immer auf Vorrat)
- 50 g Pinienkerne
- 75 ml Olivenöl (oder gemischt mit Rapsöl)
- 60 g geriebener Parmesan
- 2 Knoblauchzehen
- (Salz, Pfeffer)
- 2 EL Bratöl
- 500 g Volkkornnudeln (wir hatten Spaghetti)

Zubereitung

1. Brokkoli waschen (wenn nicht gefrorener Brokkoli), reinigen und in Röschen schneiden. Dann Knoblauch schälen und hacken. Legen Sie es auf das Nudelwasser und kochen Sie die Nudeln gemäß den Anweisungen auf der Verpackung.
2. Lassen Sie das Frittieröl in einem großen Topf erhitzen, erhitzen Sie die Brokkoliröschen 5 Minuten lang bei mittlerer Hitze, fügen Sie dann die Pinienkerne und den Knoblauch hinzu und braten Sie sie weitere 10 Minuten lang. Legen Sie etwas Brokkoli beiseite.
3. Alles kurz abkühlen lassen, dann die Parmesan-Käsesuppe hinzufügen. Komm nach und nach. Mit Gewürzen würzen und die tropfnassen Nudeln unterrühren. Mit Brokkoliröschen dekorieren.

Spinatpfannkuchen mit Topping

Portionen: 4

Schwierigkeitsgrad: mittel

Zutaten

- 130 g Mehl
- 200 ml (Getreide-/Pflanzen-/Kuh-)Milch oder Wasser
- 2 Eier
- 120 g Babyspinat
- 1 Dose braune Linsen (oder 150 g Linsen selbst kochen)
- 5 Möhren
- ½ Kürbis oder 2 Rote Bete
- Olivenöl
- 200 g Naturjoghurt
- 1 Knoblauchzehe
- 1 Avocado
- 1 Bio-Zitrone
- 1 Bund Schnittlauch

Zubereitung

1. Mehl, Flüssigkeit und Eier mit einem Handmixer oder Thermomix mischen. Waschen Sie den Spinat, lassen Sie ihn abtropfen, tropfen Sie ihn in den feuchten Teig und pürieren Sie ihn und geben Sie ihn dann in den Teig. Wenn Sie 2 Esslöffel Frittieröl in den Teig rühren, bleibt dieser beim Backen nicht am Teig haften. Legen Sie den Teig für eine Weile auf. .
2. Ofengemüse vorbereiten: Schälen, Öl und die zum Würzen erforderlichen Gewürze hinzufügen. (Legen Sie Babygemüse auf eine Seite des Tabletts) und backen Sie es etwa 30 Minuten lang bei 180 ° C.
3. Den Joghurt mit einer Knoblauchzehe und Zitronensaft würzen. Linsen abtropfen lassen. Schnittlauch waschen und in dünne Rollen schneiden. Die Avocado halbieren, den Stein entfernen und das Fleisch in kleine Stücke von 1 cm schneiden oder in winzige Keile schneiden.
4. Pfannkuchen nach und nach backen. Bürsten Sie dazu die Pfanne mit etwas Öl, gießen Sie den Teig ein und schütteln Sie die Pfanne vorsichtig, um sie dünn zu verteilen. Wenn oben kleine Blasen erscheinen, drehen Sie den Pfannkuchen um. Backen Sie alle Pfannkuchen und stapeln Sie sie, um sie heiß zu machen.
5. Füllen Sie es mit Knoblauchjoghurt, Ofengemüse, Linsen, Avocado und Schnittlauch und essen Sie es.

Pizza mit Quark-Öl-Teig

Portionen: 2

Schwierigkeitsgrad: leicht

Zutaten

- 170 g Dinkelvollkornmehl
- 130 g Dinkelmehl (1030)
- 1 Päckchen Backpulver
- 200 g Magerquark
- 6 EL Olivenöl
- 50 ml Milch
- Belag nach Wahl, z.B.
- passierte Tomaten
- Zucchini
- geriebener Käse
- Oregano

Zubereitung

1. Kneten Sie den Teig gleichmäßig aus den Zutaten und streuen Sie ihn dünn auf die Oberfläche des Mehls. Darüber hinaus können Sie es auch direkt auf ein mit Backpapier ausgelegtes Backblech legen und es dann von Hand auf die Größe des Backblechs drücken. Mit Zutaten bedecken.
2. Wenn Sie Mini-Pizzen herstellen, sind diese in etwa 20 Minuten fertig. Größere Pizzen dauern länger und werden nach etwa 30-40 Minuten im Ofen besser. .
3. Bei 200 ° C die Pizza backen, bis die gewünschte braune Farbe erreicht ist.

Polentadreiecke

Portionen: 20

Schwierigkeitsgrad: leicht

Zutaten

- 200 g Polentagrieß
- 550 ml Wasser
- salzfreie Gemüsebrühe, alternativ getrocknete oder frische Kräuter (z. B. Oregano oder Petersilie)
- eine große Handvoll geriebenen Parmesan
- ein kleines Stückchen Butter
- (Salz, Pfeffer)
- Bratöl

Zubereitung

1. Wasser in einem Topf kochen, dann langsam Maisgrieß einfüllen. Gut umrühren, um Klumpen zu vermeiden. Zum Kochen bringen, bis das Wasser vollständig verdunstet ist, aus der Schüssel nehmen und 5 Minuten einweichen..
2. Kräuter und / oder Gewürze (ich verwende getrockneten Oregano) sowie Käse und Butter einrühren.
3. Legen Sie die Mischung auf ein mit Backpapier ausgelegtes Backblech und machen Sie es so glatt wie möglich. Dies funktioniert am besten bei nassen Teigschabern.
4. Lassen Sie es abkühlen und schneiden Sie es in die gewünschte Form.
5. In der Pfanne auf die gewünschte Knusprigkeit braten.

Polentapizza

Portionen: 20

Schwierigkeitsgrad: leicht

Zutaten

- 280 g Maisgries
- 1 Liter Wasser oder Gemüsebrühe/-fond (ohne Salz)
- 100 g geriebener Käse (z.B. Mozzarella oder Gouda mit etwas Parmesan gemischt)
- 1 EL Olivenöl
- Oregano, Majoran, Thymian, Rosmarin
- Belag nach Wunsch wie z.B. vorgegartes Gemüse wie:
- Tomaten
- Brokkoli
- Karotten
- Blumenkohl

Zubereitung

1. Grieß in einem kleinen Topf kochen und bei schwacher Hitze ca. 10 Minuten anschwellen lassen. Immer wieder umrühren. Die Flüssigkeit sollte vollständig verdunsten.
2. Nehmen Sie es dann aus dem Ofen und lassen Sie es erneut etwa 10 Minuten lang kippen.
3. Mit Olivenöl und Kräutern raffiniert und umrühren. Bei Bedarf mit Kräutern würzen, bei Bedarf auch mit Salz, Pfeffer, Chili usw. würzen. Sie können auch etwas geriebenen Gesichtskäse hinzufügen.
4. Verteilen Sie die Mischung dann auf einem mit Backpapier ausgelegten Backblech oder geben Sie sie in eine gefettete Backform, um die Mischung glatt zu machen.
5. Jetzt können Sie die Pizza nach Bedarf auffüllen und dann Käse darauf streuen - oder Reste.
6. Backen Sie sie bei 180°C Ober- und Unterhitze etwa 15 bis 20 Minuten.

Köstliche Quinoamuffins

Portionen: 12

Schwierigkeitsgrad: leicht

Zutaten

- 100 g Quinoa
- (Etwas Salz)
- 1 kleine Zwiebel
- 150 g Halloumi-Grillkäse
- 400 g grüner Spargel
- 1 Knoblauchzehe
- 3 Eier
- 1 TL getrockneter Thymian
- Pfeffer

Zubereitung

1. Waschen Sie die Quinoa mit einem heißen Sieb und geben Sie sie in einen Topf mit 220 ml (Salzwasser). Darüber hinaus können Sie auch unsere salzfreie Gemüsesuppe verwenden. Bei schwacher Hitze 15 Minuten kochen lassen, dabei den Deckel geschlossen halten. Lassen Sie es dann weitere 5 Minuten auf dem Herd quellen.
2. Heizen Sie den Backofen auf 175° C Ober- Unterhitze vor.
3. Zwiebel schälen und in kleine Würfel schneiden. Grob in kleine Stücke schneiden. Den Halloumi schälen (falls er vor dem Einfrieren nicht wie zuvor geschält wurde) und in dünne Scheiben schneiden. Knoblauch schälen und pressen.
4. Geben Sie alles zum Quinoa und vermischen Sie es mit Thymian, Salz und Pfeffer. Geben Sie die Eier dazu.
5. Ich habe Silikonmuffinförmchen verwendet.
6. Füllen Sie die Masse in die Förmchen und backen Sie die Muffins im Ofen 15 bis 20 Minuten.
7. Nehmen Sie die Muffins warm mit einem Löffel oder einer Gabel aus dem Förmchen und lösen Sie sie abgekühlt gut heraus.

Sellerieschnitzel

Portionen: 8

Schwierigkeitsgrad: leicht

Zutaten

- 1 Sellerieknolle
- 300 ml Wasser
- 100 g Mehl (egal welches)
- Semmelbrösel
- Bratöl

Zubereitung

1. Sellerie schälen und in 1 cm breite Scheiben schneiden. Kochen Sie sie in einem Topf etwa 10 Minuten lang in Wasser, bis sie weich sind.
2. Mischen Sie Wasser und Mehl in einer tiefen Schale, um eine Paste mit einer joghurtähnlichen Konsistenz zu bilden. Fügen Sie bei Bedarf etwas mehr Wasser oder Mehl hinzu. Für Erwachsene mit Salz und Pfeffer würzen. Für Kinder können Sie bei Bedarf Curry oder Kräuter mischen. Das Sellerie-Schnitzel drehen. Streuen Sie die Semmelbrösel auf den Teller und drehen Sie das Selleriekotelett hinein..
3. In einem großen Topf mit Frittieröl das Schnitzel auf der linken und rechten Seite ca. 3-5 Minuten braten. Bei Bedarf in Streifen oder Würfel schneiden.

Spanische Tortilla de patatas

Portionen: 4

Schwierigkeitsgrad: leicht

Zutaten

- 1 kg Kartoffeln
- 2 kleine Zwiebeln
- 7 Eier
- 6 EL Olivenöl
- 50 ml Milch
- Petersilie
- Salz und Pfeffer

Zubereitung

1. Schälen Sie die Kartoffel und kochen Sie sie bissfest.
2. Würfeln Sie in der Zwischenzeit die Zwiebeln fein.
3. Lassen Sie die Kartoffeln gut abtropfen und schneiden Sie sie in etwa ½ bis 1 cm dicke Scheiben.
4. Erhitzen Sie in der Pfanne 6 EL Olivenöl und lassen Sie die Kartoffeln mit den Zweibelwürfelchen bei kleiner Hitze 20 bis 25min. brutzeln.
5. Schlagen Sie die Eier auf und schlagen Sie sie in einer Schüssel mit Milch und kleingehackter Petersilie sowie ggf. Salz und Pfeffer mit einer Gabe oder einem Schneebesen gut und geben Sie sie über die Kartoffeln.
6. Bereiten Sie, die Tortilla nun entweder auf dem Herd zubereitet oder, was ich praktischer finde, in den Ofen wandern. Backen Sie sie Bei 180°C auf der zweiten Schiene von unten etwa 15 bis 20min.
7. Stürzen Sie sie zum Servieren auf ein Holzbrett odcr eine Platte und schneiden Sie sie in Kuchenstücke oder für dein breifreibaby in Sticks.

Spargelsticks im Blätterteig mit Avocadodip

Portionen: 24

Schwierigkeitsgrad: mittel

Zutaten

- 26 Stangen Spargel (grün und weiß gemischt, eher feinere Stangen)
- 1 Packung Blätterteig aus dem Kühlregal
- 50 g Frischkäse
- 2 TL Tomatenmark
- (Salz, Pfeffer)
- optional: 80 g rohen oder gekochten Schinken oder Räucherlachs
- Für den Dip:
- 30 g Bärlauch
- 1 Avocado
- 100 g Schmand
- 1 EL Zitronensaft
- Salz, Pfeffer, Cayennepfeffer

Zubereitung

1. Die grünen Spargelstängel waschen, abtropfen lassen und die Enden abschneiden. Schneiden Sie auch den Boden des weißen Spargels ab, schälen und entfernen Sie die Stiele.
2. Mischen Sie Frischkäse und Tomatenmark in einer Schüssel.
3. Rollen Sie den Blätterteig aus, bestreichen Sie ihn mit der Frischkäsecreme und würzen Sie sie ggf.. Verteilen Sie dann Schinken oder Lachs auf dem kompletten Blätterteig.
4. Halbieren Sie den Blätterteig einmal längs und schneiden Sie ihn quer in 13 Streifen.
5. Heizen Sie den Backofen auf 175 °C Ober- und Unterhitze vor und belegen Sie zwei Backbleche mit Backpapier.

6. Wickeln Sie nach und nach einen Streifen Blätterteig um jeden Spargel. Legen Sie dazu ein Ende des Blätterteigs kurz unter den Spargelkopf, drücken Sie es leicht an und ziehen Sie es dann vorsichtig nach unten (um den Teig zu "dehnen") über den gesamten Stab, und legen Sie es dann auf das Blech.
7. Schalten Sie, wenn beide Bleche gleichzeitig gebacken werden, entweder auf Umluft oder tauschen Sie die Bleche nach etwa 13 min. aus.
8. Backen Sie sie, bis der Blätterteig goldbraun ist.
9. Bärlauch waschen, reinigen und grob hacken, dann in den Wassertank des Mixers geben. Die Avocado halbieren und den Kern nehmen. Das Fruchtfleisch und alle anderen Zutaten in den Mixbecher geben und pürieren. Mit Gewürzen würzen, dann mit den Stangen genießen.

Süßkartoffelbratlinge mit Erbsen

Portionen: 12

Schwierigkeitsgrad: leicht

Zutaten

- 400 g Süßkartoffeln
- 100 g Kartoffeln
- 100 g Erbsen (TK)
- 3 EL Haferflocken
- 2 - 4 EL Bratöl
- (Salz, Pfeffer, Kurkuma, Koriander)

Zubereitung

1. Süßkartoffeln und Kartoffeln schälen und waschen, in 2 cm große Quadrate schneiden und in einem kleinen Topf weich kochen. Dies dauert ungefähr 20 Minuten. Mit der Vordergabel können Sie sorgfältig prüfen, ob sie fertig ist. Gießen Sie es dann in ein Sieb und lassen Sie es abtropfen. Verwenden Sie dann Kartoffelpüree oder eine Gabel, um es in eine Schüssel mit Fruchtfleisch zu zerdrücken.
2. Gleichzeitig können Sie die gefrorenen Erbsen in einen Messbecher oder ähnliches geben, kochendes Wasser darauf gießen (etwa doppelt so groß wie Erbsen) und etwa 7 Minuten ruhen lassen, um die Erbsen zu kochen. Sie legen sie auch in ein Sieb, um sie abtropfen zu lassen.
3. Geben Sie zumSüßkartoffel-Kartoffel-Brei dann die Haferflocken und gewünschte Gewürze und vermengen Sie alles gut. Heben Sie anschließend die Erbsen unter.
4. Formen Sie alles mit den Händen zu Bratlingen. Diese sollten etwa 5-6 Durchmesser haben und etwa 1 cm hoch sein.
5. Erhitzen Sie in einer Pfanne etwas Bratöl, geben Sie die Puffer rein und lassen Sie die Pfanne kurz auf höchster Hitze. Reduzieren Sie nach etwa 2 - 3 Minuten die Temperatur etwas, damit die Bratlinge nicht verbrennen. Wenden Sie nach insgesamt etwa 5 Minuten die Bratlinge, drücken Sie sie vorsichtig mit dem Pfannenwender etwas platt und lassen Sie sie weitere 5 Minuten bei mittlerer Hitze anbraten. Vorsichtig beim Servieren, sie sind innen lange heiß!

Süßkartoffelmuffins mit Thunfisch

Portionen: 4

Schwierigkeitsgrad: leicht

Zutaten

- 300 g Süßkartoffeln
- 280 g (Abtropfgewicht) Thunfisch (2 Dosen) in Wasser/eigenem Saft
- 150 bis 200 g Lauch
- 40 g Kokosöl
- 1 TL Zitronensaft
- Kokosöl zum Einfetten

Zubereitung

1. Schälen Sie die Süßkartoffeln, schneiden Sie sie in große Stücke und kochen Sie sie etwa 10 Minuten lang, bis sie weich sind .
2. Stampfen Sie sie anschließend mit dem Kartoffelstampfer zu Brei und lassen Sie ihn etwas abkühlen.
3. Lassen Sie den Thunfisch abtropfen und geben Sie ihn zum Süßkartoffelpüree.
4. Lauch waschen, in kleine Halbkreise schneiden, hinzufügen.
5. Schmelzen Sie das Kokosöl und geben Sie es mit Zitronensaft dazu und verrühren Sie alles gut.
6. Füllen Sie sie in gefettete Muffinmulden und backen Sie sie bei 180° C etwa 20 Minuten.

Rote Thunfischsoße mit Nudeln

Portionen: 4

Schwierigkeitsgrad: mittel

Zutaten

- 50 ml Olivenöl
- 1 kleine Zwiebel
- 1 Knoblauchzehe
- 3 EL Tomatenmark
- 2 EL getrocknete italienische Kräuter
- 1 TL Paprikapulver
- 400 g gehackte Tomaten aus der Dose/Pizzatomaten
- 150 ml Wasser
- 2 kleine Rote Bete Knollen
- ½ säuerlicher Apfel
- 1 Lorbeerblatt
- Kräutersalz oder salzfreie Gemüsebrühe
- 2 Dosen Thunfisch (im eigenen Saft)
- 1 kleine Zucchini
- 100 g Crème fraîche
- Parmesan
- 600 g Nudeln

Zubereitung

1. Zwiebel und Knoblauch schälen und in kleine Würfel schneiden. Das Öl in einem großen Topf erhitzen und die Zwiebel, den Knoblauch, die Tomatensauce, die Kräuter und das Chilipulver in den Topf streuen. Rote Beete schälen und fein hacken. Den Apfel hacken. Tomaten, Rote Beete, Lorbeerblatt und Salz hinzufügen und umrühren. Alles 30 Minuten köcheln lassen.
2. Lassen Sie in der Zwischenzeit das Nudelwasser in einem Topf aufkochen und kochen Sie die Nudeln.
3. Waschen Sie die Zucchini, reinigen Sie sie und hacken Sie sie grob. Den Thunfisch abtropfen lassen und die Zucchini und Creme fraiche hinzufügen. Alles pürieren, dann die Pasta mit frischem Parmesan genießen.

Waffeln mit Hackfleisch

Portionen: 6

Schwierigkeitsgrad: leicht

Zutaten

- 1 kleine Zwiebel
- 1 Knoblauchzehe
- 175 g gemischtes Hackfleisch
- 1 EL Rapsöl
- 2 große Eier (mind. M)
- 230 g Dinkelvollkornmehl (geht natürlich auch mit anderem Mehl, dann 20 g mehr)
- 2 TL Backpulver
- 200 ml Milch
- 50 ml Sprudelwasser
- Gewürze nach Geschmack wie z.B. Pfeffer, Paprika scharf und/oder edelsüß, (Salz), frischer Schnittlauch
- 6 Cocktailtomaten
- Etwas Öl zum Einpinseln vom Waffeleisen

Zubereitung

1. Zwiebel und Knoblauch schälen und hacken. Das Öl in einem kleinen Topf erhitzen und das Hackfleisch, die Zwiebel und den Knoblauch in kleine Stücke schneiden. Nach Geschmack würzen und beiseite stellen.
2. Bereiten Sie den Waffelteig in einer Rührschüssel vor. Dazu Eier und Milch verrühren. Mischen Sie das Mehl mit Backpulver und Gewürzen und rühren Sie es kurz um. Für sprudelnden Teig Sodawasser hinzufügen und kurz umrühren. Fügen Sie nun das Hackfleisch, die Tomatenwürfel und den gehackten Lauch hinzu.
3. Backen Sie den Waffelteig in Chargen in einem heißen und gefetteten Waffeleisen (für mich dauert jeder Anlauf etwa 6 bis 7 Minuten) und essen Sie ihn.
4. Wenn Sie möchten, können Sie natürlich auch Thermomix zur Vorbereitung verwenden.

Zucchini Hackfleisch Muffins

Portionen: 16

Schwierigkeitsgrad: leicht

Zutaten

- 190 g Zucchini
- 250 g Rinderhackfleisch
- 70 g Maismehl
- 20 g Maisstärke
- 10 g Semmelbrösel, Vollkorn
- 2 TL Backpulver
- Petersilie
- ½ kleine Zwiebel (und etwas Knoblauch)
- 1 TL Rapsöl, alternativ Kokosöl
- (Salz, Paprika edelsüß)

Zubereitung

1. Heizen Sie den Ofen auf 175°C (Ober-/ Unterhitze) vor.
2. Waschen und reinigen Sie zuerst die Zucchini. Dann mahlen Sie sie mit einer Reibe oder Küchenmaschine und legen Sie sie in eine Schüssel. Dann schneiden Sie die kleinen Zwiebeln in feine Würfel und befeuchten die Hälfte der Zwiebeln mit Kokosöl in einer heißen Pfanne, bis sie durchscheinend sind. Natürlich können Sie auch jedes andere Öl verwenden. Ich verwende von Zeit zu Zeit gerne Kokosöl anstelle von Rapsöl. Sie können auch eine kleine Knoblauchzehe in den Topf gießen und braten.
3. Nachdem Sie die Zwiebeln und den Knoblauch gebraten haben, geben Sie sie mit der Zucchini in eine Schüssel. Jetzt fügen Sie rohes Hackfleisch, Maismehl und Maisstärke sowie Semmelbrösel und Backpulver hinzu. Ich würze gerne mit gehacktem Koriander. Für die mediterrane Sorte können Sie auch Oregano verwenden.
4. Vermischen Sie das Ganze wird nun mit einem Holzlöffel gut.
5. Nehmen Sie dann erst etwas für K heraus und würze den Rest der Masse mit Salz und Paprika.
6. Füllen Sie die Masse in deine Förmchen. Entweder eine Minimuffinform, Papierförmchen oder eine normale Muffinform.
7. Backen Sie, je nach Größe musst du die Zucchini Hackfleisch Muffins etwa 20-30 Minuten im Ofen.

Zucchini-Kürbis-Muffins

Portionen: 12

Schwierigkeitsgrad: mittel

Zutaten

- 160g Zucchini
- 200g Kürbis (ich habe Hokkaido verwendet)
- 300g Mehl (je 150g frischgemahlenes Dinkel- und Weizenmehl)
- 3 TL Backpulver
- 2 Eier
- 80g Käse, gerieben, Gouda
- 150ml Buttermilch (alternativ kannst du Wasser verwenden)
- Oregano
- 3 EL Rapsöl
- Und eben eine Minimuffinform aus Silikon, wenn es kleine Muffins für dein Baby werden sollen. Alternativ kannst du auch Pralinenpapierförmchen nehmen.

Zubereitung

1. Zuerst waschen Sie den Kürbis und schneiden ihn in Viertel. Sie kratzen die Samen mit einem großen Löffel ab. Aber es ist am besten, mit nur einem Viertel zu beginnen. Dann in kleine Stücke schneiden und 200 Gramm wiegen.
2. Gießen Sie ihn in einem Topf mit Wasser und bringen Sie ihn zum Kochen. Je nach Größe dauert es etwa 10 bis 15 Minuten, um die Stücke zu erweichen. Lassen Sie den Kürbis abtropfen, damit er gut verdunstet, da die Muffins sonst zu nass werden.
3. Heizen Sie den Ofen auf 175°C (Ober-, Unterhitze) vor.
4. Bereiten Sie in der Zwischenzeit in einer großen Schüssel den Teig vor.
5. Waschen und putzen Sie eine kleine Zucchini (circa 160g) und raspeln Sie sie fein.

6. Dann Mehl, Backpulver und getrocknete Kräuter zum Teig geben.
7. Ich finde Oregano großartig. Muffins können auch mit Thymian oder Rosmarin gegessen werden.
8. Sie haben auch Käse, Eier und schließlich Buttermilch und Öl hinzugefügt.
9. Mit einem Handmixer oder einem Holzlöffel kann der Teig leicht gemischt werden. Rühren, bis die trockenen Zutaten angefeuchtet sind..
10. Gießen Sie das Wasser aus, lassen Sie den Kürbis abtropfen, zerdrücken Sie ihn grob mit einer Gabel und mischen Sie alles gut durch.
11. Stellen Sie ihre Minimuffinform am besten vor dem Befüllen auf das Backblech.
12. Gießen Sie den Teig in eine (Papier-) Form und backen Sie alles etwa 25 Minuten lang bei 175 ° C. Wenn Sie dennoch normal große Muffins backen möchten, erhöhen Sie deren Backzeit um insgesamt 30 bis 35 Minuten.

Zucchinipuffer

Portionen: 20

Schwierigkeitsgrad: leicht

Zutaten

- 300 g Zucchini
- 150 g Möhren
- 1 Frühlingszwiebel
- 2 EL Mehl
- 2 EL Paniermehl
- 1 EL Haferflocken
- Italienische Kräuter
- Paprika edelsüß oder scharf

Zubereitung

1. Zucchini und Karotten waschen, putzen und hacken. In ein Sieb geben, in eine große Schüssel geben und ca. 15 Minuten abtropfen lassen, damit die Baby-Zucchini-Pfannkuchen nicht zu nass werden und auseinanderfallen. Drücken Sie etwas mit Ihren Händen aus. Die Frühlingszwiebeln waschen und in dünne Ringe schneiden. Verwenden Sie einen Löffel, um das Gemüse mit Mehl, Semmelbröseln und Haferflocken zu einer einheitlichen Mischung zu mischen.
2. Lassen Sie etwas Öl in der Pfanne erhitzen, formen Sie den Zucchinipfannkuchen von Hand in die gewünschte Form und geben Sie ihn dann in die heiße Pfanne. Reduzieren Sie nach einer Minute die Hitze und braten Sie den Puffer etwa drei Minuten lang. Drehen Sie ihn dann um und braten Sie ihn weitere drei bis vier Minuten, bis die gewünschte braune Farbe erreicht ist.

Snacks (10)

Apfelwölkchen glutenfrei mit Kokosmehl

Portionen: 6

Schwierigkeitsgrad: leicht

Zutaten

- 200 g Kokosmehl
- 2 TL Backpulver
- 1 Msp. Vanillepulver
- 80 g Kokosöl
- 2 Eier
- 200 g Apfelmus
- 1 Apfel (ca. 200 g)
- 1 –3 EL Rosinen

Zubereitung

1. Waschen Sie den Apfel und schneiden Sie ihn in 0,5 cm große Stücke.
2. Rühren Sie die Eier schaumig und mischen Sie dann alle anderen Zutaten vorsichtig unter.
3. Heizen Sie den Backofen auf 200 °C vor.
4. Setzen Sie mit zwei Teelöffeln kleine Häufchen aufs Blech und backen Sie sie ca. 10 Minuten backen, bis sie leicht goldbraun sind.

Waffeln mit Beeren

Portionen: 6

Schwierigkeitsgrad: leicht

Zutaten

- 125 g Blaubeeren
- 75 g Butter
- 60 g Zucker
- 3 Eier
- 1 Msp. Vanillepulver
- 190 g Dinkelmehl
- 1 TL Backpulver
- 150 ml Flüssigkeit (bei mir Sojamilch, aber es geht jede andere Milch oder Wasser)

Zubereitung

1. Blaubeeren waschen und sortieren. Die Butter in einem Thermomix oder einem kleinen Topf schmelzen. Fügen Sie Zucker, Eier, Vanille, Mehl, Backpulver und Flüssigkeit hinzu und kneten Sie es dann schnell zu einem glatten Teig. 10 Sekunden bei Temperaturstufe 4 mit Thermomix mischen, andernfalls bis zu 30 Sekunden mit der Küchenmaschine mischen.
2. Heben Sie die Blaubeeren unter. Heizen Sie das Waffeleisen vor und backen Sie die Waffeln nach und nach aus.

Brokkoli-Couscous-Laibchen

Portionen: 4

Schwierigkeitsgrad: leicht

Zutaten

- 1 Brokkoli (500 g)
- 1 Tasse Couscous
- 1 Zwiebel
- 1 EL Gemüsebrühe (salzarm für breifreibabys)
- ½ Tasse Semmelbrösel
- 2 Eier
- 1-2 Tassen geriebenen Gouda (je nach Geschmack)
- Mit zusätzlich Salz und Pfeffer für Nicht-BLW Esser auch verdammt lecker

Zubereitung

1. Kochen Sie Brokkoli Röschen bis sie gar sind, gießen Sie sie ab und lassen Sie sie abkühlen.
2. Gießen Sie Couscous mit 2 Tassen Wasser über, geben Sie Gemüsebrühe dazu und lassen Sie es 10 Minuten ziehen. Rühren Sie Zwischendurch ein paar Mal um.
3. Schneiden Sie Zwiebel in kleine Würfel und dünsten Sie in ein wenig Butter an und stellen Sie es beiseite.
4. Bröseln Sie den Brokkoli in eine große Schüssel, fügen Sie Couscous, Zwiebeln, Semmelbrösel, Eier, Gouda zufügen und vermischen Sie es, bis eine feuchte Masse entsteht.
5. Formen Sie Kugeln und braten Sie sie in einer Pfanne mit etwas Öl von beiden Seiten ein paar Minuten an.

Hafer-Bananen-Stangen

Portionen: 12

Schwierigkeitsgrad: leicht

Zutaten

- 1 Banane, sie darf auch ruhig schon ganz braun sein
- 40 g feine Haferflocken
- 1-2 EL geschrotete Leinsamen

Zubereitung

1. Heizen Sie als erstes kannst du den Ofen auf 175°C (Ober-/Unterhitze) vor. Stellen Sie ein mit Backpapier ausgelegtes Backblech bereit.
2. Schälen Sie die Banane und zerdrücken Sie sie mit einer Gabel in einer flachen Schlüssel oder einem Suppenteller. Schütten Sie anschließend die Haferflocken hinzu und vermischen Sie alles gut. Wenn Sie große Bananen verwenden, müssen Sie möglicherweise etwas Haferflocken hinzufügen. Die Qualität muss jedoch feucht und klebrig gehalten werden. Andernfalls werden sie beim Backen sehr trocken.
3. Zum Schluss Leinsamen hinzufügen. Ich habe 2 Esslöffel genommen. Wenn es Ihnen zu teuer ist, können Sie es auf einen Esslöffel Leinsamen reduzieren. Nochmals gut mischen und der Teig ist fertig.
4. 4. Befeuchten Sie Ihre Hände mit kaltem Wasser und nehmen Sie eine kleine Menge Teig, um daraus längliche Stängel zu machen. Die Klumpen sind etwas klebrig, versuchen Sie nicht, den Teig in eine klumpige Form zu kneten. Nachdem Sie das Ganze auf das Blech gelegt haben, können Sie Feineinstellungen vornehmen.
5. Dann 10 Minuten im Ofen backen. Diese Streifen sollten nicht zu stark und trocken sein. Sie werden auch nach dem Abkühlen härter, lassen Sie sie also nicht zu lange im Ofen.

Kürbiswölkchen

Portionen: 8

Schwierigkeitsgrad: leicht

Zutaten

- 250 g Kürbisstückchen (vorgegart) oder Kürbispüree
- 120 g Haferflocken
- 200 g Frischkäse, Natur
- 100 g Maismehl
- 1 TL Backpulver
- 50 g Butter
- Thymian

Zubereitung

1. Den vorgekochten Kürbis mit einer Gabel in einer Rührschüssel zerdrücken oder mit einem Kartoffelstampfer zerdrücken. Wenn Sie noch Kürbis zubereiten müssen, lesen Sie die Rezepte für Zucchini und Kürbismuffins..
2. Heizen Sie den Ofen auf 175°C (Ober-/Unterhitze) vor und stellen Sie ein mit Backpapier ausgelegtes Backblech bereit.
3. Dann Haferflocken, Frischkäse, Mehl, Backpulver und kalte Butter in kleine Stücke schneiden und dann etwas Thymian (frisch oder getrocknet) zum Kürbis in der Schüssel geben. Nun knete das Ganze zu einem weichen und gleichmäßigen Teig. Zuerst nahm ich den Stabmixer und knetete ihn erneut mit beiden Händen, bis alles gut verbunden war..
4. Leicht feuchte Hände können kleine Kugeln bilden. Da der Teig etwas klebrig ist, wenn Sie den Ball nicht rollen, drücken Sie ihn einfach in eine Form, um es sich leichter zu machen.
5. Legen Sie die kleinen Wolken auf das Blech und backen Sie sie etwa 20 Minuten lang im Ofen. Sie sind weich, wenn sie gerade aus dem Ofen kommen, werden aber etwas hart, wenn sie abkühlen..

Apfelringe & Leinsamencracker

Portionen: 10

Schwierigkeitsgrad: mittel

Zutaten

- Für die Cracker:
- 80 g Leinsamen
- 1 TL Chiasamen
- 120 ml Wasser
- 2 EL Sonnenblumenkerne
- 1 EL Sesam
- 2 EL Vollkornmehl
- 1 EL Olivenöl
- 1 TL Salz
- Optional: 1 TL Curry oder Kurkuma, Kräuter
- Für die Apfelringe:
- 1 Apfel
- Mandel- oder Cashewmus
- Rosinen
- Nüsse
- Dinkelpops

Zubereitung

1. Vermischen Sie für die Cracker die Leinsamen und Chiasamen mit dem Wasser und lassen Sie sie 20 Minuten quellen.
2. Heizen Sie dann den Backofen auf 180° vor. Geben Sie alle anderen Zutaten dazu und mischen Sie alles.
3. Formen Sie mit 2 Esslöffeln ca. 12 kleine Cracker und backen Sie sie ca. 15 Minuten.

Apfelringe:

1. Waschen Sie den Apfel gut und höhlen Sie ihn mit einem Apfelausstecher aus.
2. Beträufeln Sie die Apfelscheiben mit etwas Nussmus und vertielen Sie darauf Rosinen, klein gehackte Nüsse und Dinkelpops.

Möhrenmuffins mit Äpfeln und Nüssen

Portionen: 12

Schwierigkeitsgrad: leicht

Zutaten

- 1 Ei
- 100 ml Raps- oder Sonnenblumenöl
- 200 ml Buttermilch
- 250 g Möhren
- 1 kleiner Apfel
- 100 g Dinkelmehl
- 300 g gemahlene Haselnüsse
- 2 TL Backpulver
- 1 Tl Natron
- 1 TL Zimt

Zubereitung

1. Rühren Sei in einer großen Schüssel das Ei mit Öl und Buttermilch schaumig.
2. Vermischen Sie anschließend das Mehl und die Haselnüsse mit dem Backpulver, Natron und Zimt in einer anderen Schüssel und rühren Sie es nach und nach unter die feuchten Zutaten.
3. Waschen Sie die Möhren und waschen Sie den Apfel und putzen Sie sie und raspeln Sie sie dann mit dem Hobel und mischen Sie sie anschließend unter den Teig. Geben Sie alles in eine mit Papierförmchen ausgelegte Muffinsform und schieben Sie sie in den vorgeheizten Ofen.
4. Backen Sie die Muffins müssen bei 175° C etwa 30 Minuten.

Mango-Kokos Müsliriegel

Portionen: 30

Schwierigkeitsgrad: leicht

Zutaten

- 1 Banane (reif)
- 60 g Rosinen
- 110 g Kokosraspeln
- 200 g Haferflocken
- 1 Ei
- 250 ml Mandelmilch (geröstet, ungesüßt)
- 200 g Mango (nur das Fruchtfleisch)

Zubereitung

1. Schälen Sie zuerst die Banane und zerdrücken Sie sie dann gründlich in einer Schüssel mit einer Gabel.
2. Fügen Sie dann Rosinen, dehydrierte Kokosnuss und Haferflocken hinzu und rühren Sie alle Lebensmittel so weit wie möglich mit einer Gabel um. Dann die Eier hinzufügen und erneut umrühren. Sie gießen nach und nach die Mandelmilch ein und rühren weiter, bis sich eine gleichmäßige Masse gebildet hat.
3. Dann die Mango schälen, das Fruchtfleisch in etwa 0,5 bis 1 cm große Würfel schneiden und dann falten.
4. Streuen Sie den Teig auf ein mit Backpapier ausgelegtes Backblech auf den Müsliriegel, damit er etwa 1 cm hoch ist und ein Quadrat oder Rechteck bildet.
5. Im Ofen werden die Müsliriegel oben und unten etwa 25 Minuten lang auf 200 ° C erhitzt, bis sie gut sind. Stellen Sie sicher, dass sie nicht (oder nur leicht) braun sind, sonst sind sie zu trocken. Lassen Sie sich nach dem Backen nicht von der Konsistenz täuschen, die Müsliriegel werden beim Abkühlen fester.
6. Legen Sie den Teig zum Abkühlen auf einen Rost. Wenn das Fladenbrot fast abgekühlt und ausgehärtet ist, können Sie einen Teller darauf legen und den Streifen nach unten drücken. Entfernen Sie das Gitter und ziehen Sie das Backpapier vorsichtig aus dem Riegel. Dann schneiden Sie die hausgemachten Müsliriegel in die gewünschte Größe.

Zucchinikekse mit Beeren

Portionen: 16

Schwierigkeitsgrad: leicht

Zutaten

- 2 reife Bananen à 130 g (mit Schale)
- 1 Ei
- 100 g Kokosöl
- 145 g Zucchini
- 3 TL Backpulver
- 160 g Mehl
- 50 g feine Haferflocken
- 1 Msp. Vanillepulver
- 120 g Beeren, gemischt oder nach Wahl (frisch oder TK)

Zubereitung

1. Die Banane schälen, in kleine Stücke schneiden und mit einer Gabel in einer Schüssel zerdrücken. Eier und geschmolzenes Kokosöl hinzufügen und gut umrühren. Ich habe es mit einer Gabel gemacht.
2. Waschen und reinigen Sie die Zucchini, hacken Sie sie grob und geben Sie sie in eine Schüssel.
3. Nach und nach Mehl, Backpulver, Vanille und Haferflocken hinzufügen und gut umrühren. Nachdem Sie einen harten Teig geformt haben, falten Sie ihn vorsichtig und kurz. Ich benutze gemischte gefrorene Beeren.
4. Legen Sie 8 Teigbällchen auf jede der beiden mit Backpapier ausgelegten Backformen. Verwenden Sie dazu einen großen Löffel, kneten Sie eine große Menge Teig zu einem kleinen Stapel auf dem Backblech und drücken Sie ihn etwas nach unten. Lassen Sie genügend Platz, da die Kekse beim Backen flach werden.
5. Im mittleren Regal alles bei der höchsten und niedrigsten Temperatur von 175 ° ca. 20 Minuten backen, bis die gewünschte Bräunung erreicht ist.
6. Die Kekse sind sehr weich und werden nach dem Abkühlen stabiler.

Zupfbrötchen

Portionen: 12

Schwierigkeitsgrad: leicht

Zutaten

- für den Teig:
- 500 g Mehl
- 1 Würfel Hefe
- ¼ l Milch
- 60 g Butter
- 2 Eier
- (Salz)
- "Füllung"
- verschiedene Kräuter
- 4 EL Olivenöl
- 1 Knoblauchzehe
- 50 g geriebener Käse
- 50 g Speckwürfel

Zubereitung

1. Geben Sie für den Hefeteig das Mehl in einer Schüssel und bilden Sie in der Mitte eine Mulde.
2. Bröseln Sie die Hefe bröselst du in lauwarme Milch und vermischen Sie es gründlich. Schütten Sie dann das Hefemilch in die Mehlmulde, bedecken Sie es mit Mehl und lassen Sie den Teig etwa 10 Minuten gehen.
3. Kneten Sie dann den Teig ordentlich durch und geben Sie 60g geschmolzene, abgekühlte Butter sowie die Eier hinzu. Kneten Sie den Teig sollte mindestens 10 Minuten.
4. Lassen Sie die Teigkugel dann in der abgedeckten Schüssel am einem warmen Ort für eine Stunde gehen.
5. Geben Sie die Zutaten für die Füllung in eine Schüssel und vermischen Sie sie gründlich. Trennen Sie vom Hefeteig kleine Stücke ab und wälzen Sie sie leicht in der Füllung.
6. Legen Sie nun mehrere Teigstückchen in eine gut gefettete oder mit Förmchen oder Backpapier ausgelegte Muffinform über- bzw. nebeneinander.
7. Backen Sie im vorgeheizten Ofen die Zupfbrötchen bei 175° C etwa 20 Minuten.

Wochenplaner

Ich freue mich sehr dir noch einen Wochenplaner für eine etwas bessere Wochenplanung anbieten zu können. Lade diesen einfach über den Link oder QR-Code herunter und drucke diesen aus. Ich hoffe dieser unterstützt dich in dieser aufregenden Zeit.

Link:
https://www.dropbox.com/s/zhsd2f28lv9rebn/Wochenpl%C3%A4ne.pdf?dl=0

QR-Code:

Haftungsausschluss

Die Umsetzung aller enthaltenen Informationen, Anleitungen und Strategien dieses (E-)Books erfolgt auf eigenes Risiko. Für etwaige Schäden jeglicher Art kann der Autor aus keinem Rechtsgrund eine Haftung übernehmen. Für Schäden materieller oder ideeller Art, die durch die Nutzung oder Nichtnutzung der Informationen bzw. durch die Nutzung fehlerhafter und/oder unvollständiger Informationen verursacht wurden, sind Haftungsansprüche gegen den Autor grundsätzlich ausgeschlossen. Ausgeschlossen sind daher auch jegliche Rechts- und Schadensersatzansprüche. Dieses Werk wurde mit größter Sorgfalt nach bestem Wissen und Gewissen erarbeitet und niedergeschrieben. Für die Aktualität, Vollständigkeit und Qualität der Informationen übernimmt der Autor jedoch keinerlei Gewähr. Auch können Druckfehler und Falschinformationen nicht vollständig ausgeschlossen werden. Für fehlerhafte Angaben vom Autor kann keine juristische Verantwortung sowie Haftung in irgendeiner Form übernommen werden.

Urheberrecht

Impressum

1. Auflage

Kontakt: Matthias Kronawitter, Schnieglinger Str. 94, 90419 Nürnberg

Printed in Germany
by Amazon Distribution
GmbH, Leipzig

23250869R00132